阅 读 成 就 思 想……

Read to Achieve

治愈性心理学系列

天生不同

|增订版|

走进孤独症的世界

[美] 坦普尔·葛兰汀 著
（Temple Grandin）

魏学明 译

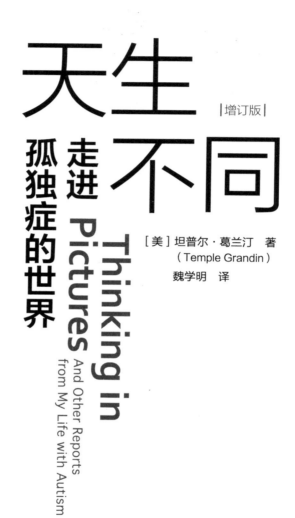

Thinking in Pictures

And Other Reports from My Life with Autism

中国人民大学出版社
· 北京 ·

图书在版编目（ＣＩＰ）数据

天生不同：走进孤独症的世界：增订版／（美）坦普尔·葛兰汀（Temple Grandin）著；魏学明译. -- 北京：中国人民大学出版社，2020.5
书名原文：Thinking in Pictures: And Other Reports from My Life with Autism
ISBN 978-7-300-27991-6

Ⅰ.①天… Ⅱ.①坦… ②魏… Ⅲ.①孤独症－研究 Ⅳ.①R749.4

中国版本图书馆CIP数据核字(2020)第045913号

天生不同：走进孤独症的世界（增订版）

[美] 坦普尔·葛兰汀（Temple Grandin）　著

魏学明　译

Tianshengbutong: Zoujin Guduzheng de Shijie (Zengdingban)

出版发行	中国人民大学出版社		
社　址	北京中关村大街 31 号	**邮政编码**	100080
电　话	010—62511242（总编室）	010—62511770（质管部）	
	010—82501766（邮购部）	010—62514148（门市部）	
	010—62515195（发行公司）	010—62515275（盗版举报）	
网　址	http://www.crup.com.cn		
经　销	新华书店		
印　刷	天津中印联印务有限公司		
规　格	148mm×210mm　32 开本	**版　次**	2020 年 5 月第 1 版
印　张	7.75　插页 1	**印　次**	2020 年 5 月第 1 次印刷
字　数	160 000	**定　价**	65.00 元

本书赞誉

一个真正的奇迹是如何让你知道它来了？……很难想象，即使奥立弗·萨克斯（Oliver Sacks）①这样杰出的知识分子，也能像葛兰汀本人在这本令人兴奋的书中所做的那样，产生出如此罕见、完全离经叛道的感觉。

摘自《新闻日报》（*Newsday*）

坦普尔·葛兰汀为我们开启了孤独症主观体验的一扇窗户，其价值在于，我们可以通过探索人类大脑应对世界挑战的方式，来更深入地了解人类思想。

摘自《华盛顿时报》（*The Washington Times*）

来自火星的人类学家坦普尔·葛兰汀带我们踏上了一段穿越她内心世界的旅程，并以精妙的科学细节描写，为我们提供了一张近距离观察其视觉思维的照片。

约翰·拉蒂（John Ratey）
《分心不是我的错》（*Driven to Distraction*）一书的合著者

---

① 享有盛誉的脑神经学家、畅销书作家。——译者注

坦普尔·葛兰汀给世人留下了充满慈悲之心的宝贵遗产，这是一段充满勇气、决心，且极富价值的旅程。坦普尔·葛兰汀在社会上留下了自己的印记，世界因此将会更美好。

亚历克斯·帕切科（Alex Pacheco）
美国善待动物协会（People for the Ethical Treatment of Animals，PETA）主席

《天生不同》是一本美妙的书。葛兰汀描绘了一幅关于她的生活、思想，以及她善待动物的美丽、奇特和迷人的画面。

摘自《世界时装之苑》（ELLE）

坦普尔是一位不知疲倦的研究者，拥有仿生记忆并受到良好的教育，她在该领域的权威性无人企及，因为没有人能像她那样了解得那么多！这是一本有分量的书，在特殊需求领域的家长们和专业人士都渴望读到它，普通读者也会对孤独症、其倾向性和强大的优势有一个全新的认识。

安娜贝尔·斯泰利（Annabel Stehli）
《奇迹之声》（The Sound of a Miracle）一书的作者

即使奥立弗·萨克斯所撰写的关于孤独症的优秀作品也无法与出自孤独症患者坦普尔的作品相提并论，因为孤独症是一种内部神经的紊乱……本书并不是葛兰汀的自传，而是把更贴近她内心的东西表达出来，即把她自己思想的图解展现给读者。

摘自《声音文学增刊》（Voice Literary Supplement）

推荐序

奥立弗·萨克斯

1986年，一本非同寻常的、史无前例的，在某种程度上可谓不可思议的书出版了，这就是坦普尔·葛兰汀所著的《浮出水面：贴上孤独症标签》(*Emergence: Labeled Autistic*)。说它史无前例，因为此前从未有过关于孤独症的"内部叙述"；说它不可思议，因为40年或更久以来，医学界的信条一直认为孤独症患者没有"内心世界"，没有内在生活，如果有的话，他们将永远被剥夺接触和表达的权利。坦普尔·葛兰汀的声音异乎寻常，因为它极其直接而清晰，来自一个以前从未有过声音、从未被赋予真实存在的地方——她不仅为自己发声，而且为我们中间成千上万的其他通常极具天赋的孤独症成年人发声。她让我们有一种窥一斑而见全豹的感觉，甚至可以说是一种启示，也许有人，和我们一样都是人类，以几乎无法想象的不同方式构建他们的世界，体验他们的生活。

对大多数人来说，"孤独症"这个词仍然传达着一种固定而可怕的含义——他们想象一个缄默的孩子、摇摆着、尖叫着、难以接近，与人隔绝。我们几乎总是谈论孤独症儿童，从不谈论成年孤独症患者，就好像这些孩子从未长大，或不知何故神秘地从地球上消失，离开了社会。或者我们会想到一个自闭的"学者"，一个有着奇怪的行为举止和刻板印象的怪人，尽管与正常生活隔绝，但有着不可思议的计算能力、记忆力、绘画能力——就像电影《雨人》（*Rain Man*）中描绘的"学者"一样。这些画面并不是完全错误的，但它们没有表明孤独症的各种形式（尽管他们的思考和感知方式完全不同于"正常"）。尽管他们的方式各不相同，但他们也可能拥有充满阅历、成就感、特别的洞察力和勇气的生活。

汉斯·阿斯佩格（Hans Asperger）很早就认识到了这一点，他在1944年描述了这些高功能孤独症，只不过阿斯佩格在德国发表的论文实际上被忽略了40年。然后，在1986年，坦普尔出版了令人吃惊的《浮出水面：贴上孤独症标签》一书。如果她的书能够作为一个案例，对医学和科学界产生尖锐而有益的影响，让人们能更加深入和广泛地了解什么是孤独症，那么作为一份人类发展史上的文档，该书也极具吸引力。

从坦普尔出版第一本书至今，已经过去了10年。10年间，她追求一种奇怪、孤独、固执和专注的生活。她身兼二职，既是动物行为学教授，又是畜牧业设备设计师。她所做的一切，都是为了让人们更深入地了解孤独症。她还借助图片和文字的力量，努力理解或至少明白这个奇怪的物种——作为常人的我们，以及定义她在这样一个没有孤独症的世界里的自我价值和角色。

在这里，我们可以看到，也可以重温坦普尔小时候的生活：她无法抹去的强烈的嗅觉、听觉和触觉；她会怎样尖叫，怎样摇摆，无休止地与他人隔绝；或者突然发脾气，四处乱扔粪便；或者几个小时把注意力（以不可思议的专注力，完全与世隔绝）集中在几颗沙粒或手指的螺纹上。我们感受到了她可怕的童年充满了混乱和恐惧，隐约感觉到她可能要被送到社会收容机构，并被终生禁闭。我们似乎从她那里体会到咿呀学语的经历，感觉到语感是一种几乎不可思议的力量，通过这种力量，她可以控制自己，与他人接触，与世界交往。我们和她一起重温她的学生时代——她完全不能理解或被其他孩子理解；她强烈地渴望交往，但又害怕交往；她奇怪的白日梦——一个神奇的机器，可以与她交往，给予她渴望的"拥抱"；而在某种程度上她可以完全控制这一机器：作为一位杰出的科学老师，她能够在所有这些奇怪的病理现象背后，认识到这个奇怪的学生不寻常的潜力，并引领她走上探索科学的道路。

即使我们不能完全明白，我们也可以分享葛兰汀对于牛的非凡的热情和理解。她如此着迷，促成了她逐渐成为世界知名的研究牛的心理和行为的专家。她同时又是牲畜屠宰设备和装置的发明者，以及人道对待动物的热情支持者〔（她最初为这本书起的名字是《牛的视角》（*A Cow's Eye View*）〕。我们大致了解到——这或许是最无法想象的——她对别人的思想感到困惑，她无法破译他们的表情和意图，可是她又决心科学和系统地研究他们，研究我们，研究我们的怪异的行为，仿佛（用她自己的话说）她是一位"火星上的人类学家"。

我们能感觉到这一切，尽管（或者部分是因为）坦普尔的写作朴实无华，令人感动，尽管她缺乏对谦虚和不谦虚的认知，尽管她无法逃避，也没有任何技巧。

将本书与《浮出水面：贴上孤独症标签》相比较是很有趣的。其间的 10 年，是葛兰汀日益被行业认可和成就颇丰的 10 年——她旅行、咨询、讲座不断，她的设备如今在全球的牲畜管理和畜栏中使用——她在孤独症研究领域里的权威地位在不断提升（她的一半讲座和出版物专注于此）。起初，写作对她来说并不容易，不是因为她缺乏语言能力，而是因为她缺乏对他人思想的想象，缺乏对听众与她不同这一事实的想象，且她的听众对她自己头脑中的经历、联想和背景信息并不知情。书中有一些奇怪的非连续的情节（比如，一些人物在毫无预兆的情况下突然被加入叙述中），随意提及读者不知道的事件，以及突然间话题发生了令人困惑的变化。认知心理学家认为，孤独症患者缺乏"心智理论"——对他人心智或其他心智状态的任何直接感知或想法——而这正是他们困难的核心所在。值得注意的是，坦普尔现在已经 50 多岁了，在其作品出版后的 10 年里，她已能真正体会他人和他人的思想、情感和特质。如今，这一点已呈现在本书中，并赋予它一种温暖和色彩，而这在她早期的书中是很少见的。

的确，当我在 1993 年 8 月第一次见到坦普尔时，我发现她一开始非常"正常"（或者说非常善于模仿正常），以至于我很难意识到她患有孤独症。但在一起度过的一个周末，这一切都以无数种方式发生了。当我们去散步，她承认她从来没能"读懂"《罗密欧与朱丽叶》（"我从来不知道他们到底在干什么"），她被各种复杂的人类情感难住了（其中有一名男子，一个想恶意破坏其工作的同事："我不得不学会起疑心，我不得不学习认知……我看不出他脸上嫉妒的表情。"）。

她反复提到《星际迷航》（*Star Trek*）中的机器人达塔，以及她如何将他视为一个"纯逻辑的存在"——但她又如何像他一样渴望成为人类。但是在过去的 10 年里，坦普尔有了很多人应有的特性。其中最重要的一点是幽默感，她甚至会耍一些小手段，这在孤独症患者身上是不可能的。因此，当她想给我看她设计的一家工厂时，她让我戴上安全帽，穿上工作服（"你现在看起来就像个检查卫生的工程师！"），并兴高采烈地偷偷帮我通过安检。

我被她与牛的融洽关系、她对牛的深刻理解所打动（当她和它们在一起的时候，她那快乐、充满爱意的表情），但这也是她在许多社交场合陷入的巨大尴尬。当我们一起走的时候，我也被她似乎无法感受到一些最简单的情感所触动。"山很美，"她说，"但它们没有给我一种特别的感觉，那种你似乎很享受的感觉……你看着小溪，看着花儿，我知道你从中得到了多大的快乐，我却不能。"

在我离开之前，我们驱车前往机场，我被一种突如其来的道德和精神上的深度所震撼，我曾以为孤独症患者不会具备这些特质。坦普尔正开着车，突然她支吾了一下，哭着说："我不想让我的思想随着我死去。我想做点什么……我想做点什么……我想知道我的生活有意义……我谈论的是我生命中最核心的东西。"

因此，在我与坦普尔相处的短短（但很充实的）几天里，我领悟到，尽管她的生活在许多方面是如此平淡和压抑，但是在另一些方面，她的生活很健康、有深度并反映了人类深切的奋斗精神。

现年47岁的坦普尔从未停止思考和探索自己的本性，她觉得自己的本性是典型的具象化和视觉化的（这有巨大的优势，也有可能伴随而来的是其弱点）。她觉得"形象思维"让她和牛有了一种特殊的融洽关系。她的思维方式，尽管在更高的层次上，与牛的思维方式相似——从某种意义上说，她用牛的眼睛看世界。因此，尽管坦普尔经常把自己的思想比作一台电脑，但她把自己、她自己的思维和情感方式归结为生物原因和器官原因。她大胆地将"感觉和孤独症""情感和孤独症""关系和孤独症""天才和孤独症"及"宗教和孤独症"等章节和"与动物的联系""理解动物的思想"等章节并列在一起。也许这看上去很奇怪——但对于坦普尔来说，很明显，从动物到精神世界，从牛科动物到超验主义者的体验，存在一个连续体。

她觉得，形象思维代表了一种感知、感觉、思考和存在的模式，如果我们愿意，我们可以称之为"原始的"，但不是"病态的"。

坦普尔并没有把孤独症浪漫化，也没有轻描淡写地说，她的孤独症已经把她从社会的漩涡、快乐、回报、友谊中切断了多少，而这些对我们其他人来说可能定义了生活的方方面面。但她对自己的存在和价值，以及孤独症是如何自相矛盾地促成这一结果的，有着一种强烈而积极的感觉。在最近的一次演讲中，她以这样一句话结束："如果我能打响指意味着我不是自闭的，那我可不愿意，因为那样我就不是自己了。孤独症是我的一部分。"如果说坦普尔与我们大多数人截然不同，那么她的人性并没有因此而减少，而是以另一种方式体现了人性。《天生不同》最终是一种身份认同的研究，从中我们看到了最具天赋的孤独症患者"是谁"，而非"是什么"。这是一本深刻感人、引人入胜的书，因为它在我们的世界和她的世界之间架起了一座桥梁，让我们得以窥见另一种截然不同的思想。

致谢

自本书首次出版至今已有 10 年的光景，其间我们对孤独症的理解发生了很大的变化。之前，对阿斯佩格综合征的诊断标准在美国很少使用，现在已经很普遍了。那时，我们对药物的理解还不够深入，可用的科学文献也较少。我们也了解了很多不同类型的孤独症思考者——并不是所有的孤独症患者都是视觉思考者。为了尽可能保持本书的时效性和实用性，我在本增订版中增添了孤独症的最新研究成果、诊断标准、治疗标准和治疗方法，并且在每一章之后都附上了最近更新的文字。原文没有修改，更新的部分清楚地标记了。

在这里，我要感谢迪德拉·恩赖特（Diedra Enwright）为我打印手稿，感谢罗莎莉·威纳德（Rosalie Winard）为我拍照。我还要感谢我的编辑贝茜·勒纳（Betsy Lerner），她耐心地帮助我整理思绪。对于一位视觉思考者而言，图片就是思想，完成排序和组织是一项非常困难的任务。我也非常感谢奥利弗·萨克斯博士的大力支持。为了本书能付梓出版，我的代理人帕特·布雷宁（Pat Breinin）和双日出版社编辑助理布兰登·萨尔茨（Brandon Saltz）也付出不少心血。最后，我要感谢马克·迪辛（Mark Deesing）、玛丽·坦纳（Mary Tanner）和朱莉·斯特拉瑟斯（Julie Struthers）在我查找文献时给予的帮助。

谨以此书献给我的母亲。

她的爱、奉献和洞察力让我取得了成功。

目录

第1章　用图片思考：孤独症与视觉思维

　　我借助图片思考，文字对我来说就像第二语言。我把口头和书面的文字转化成彩色影像，配有声音，就像在我脑子里放电影一样。当有人跟我说话时，他的话会立刻被转化成图片。基于语言的思考者对这一现象是难以理解的，但在我作为畜牧业设备设计师的工作中，视觉思维则是一个巨大的优势。

　　视觉思维使我能够在想象中构建整个系统。在我的职业生涯中，我设计过各种各样的设备，从牧场上关押牲畜的畜栏到兽医检查和屠宰过程中控制牛和肉猪的设施。我为许多大型畜牧公司工作过。事实上，美国三分之一的牛和肉猪都是用我设计的设备屠宰的。我的一些同事甚至不知道他们的系统是由一名孤独症患者设计的。我非常看重我的视觉思维能力，我永远不想失去它。

　　孤独症最深奥的谜团之一是，大多数孤独症患者在视觉空间技能方面表现出色，而在语言技能方面却表现得很差。当我还是个孩子的时候，我认为每个人都是借助图片思考的，我并不知道我的思维过程是与众不同的。事实上，直到最近我才完全意识到这些差异。在会议和工作中，我开始问别人一些关于他们是如何从记忆中获取信息的详细问题。从他们的回答中，我了解到我的想象能力远远超过了大多数人。

我确信，我的视觉能力帮助我理解了与我一起工作的动物。在我职业生涯的早期，我用相机帮助我观察动物们通过溜槽接受兽医治疗时的过程。我会跪下来，在与奶牛眼睛齐平的高度通过溜槽拍照。通过这些照片，我能够知道哪些东西让牛害怕，比如阴影和刺眼的亮点。当时我用黑白胶片，因为 20 年前科学家们认为牛缺乏颜色视觉。如今，研究表明，牛可以看到颜色，但这些照片提供了通过牛的视角看世界的独特优势。它们帮我弄明白为什么动物们不愿意从一个溜槽走进去，而是愿意从另一个溜槽走进去。

我所解决的每一个设计问题都是从我的视觉能力开始的。我从小就开始设计东西，那时我一直在试验新型风筝和模型飞机。上小学时，我用一架坏了的松木飞机做了一架直升飞机。当我给螺旋桨上发条时，直升飞机笔直地飞了大约 100 英尺^①。我还做了鸟形的纸风筝，系在自行车后面放。风筝是从一张很重的画纸上剪下来的，用线放飞。我尝试了不同的弯曲机翼的方法来提高飞行性能。把翅膀尖向上弯曲，能使风筝飞得更高。30 年后，同样的设计开始出现在商用飞机上。

现在，在我的工作中，在我尝试建造任何设施之前，我都会在想象中试运行设备。我想象我的设计被用于各种可能的情况，不同大小和品种的牲畜和不同的天气条件。这样做可以使我在动工之前纠正错误。今天，每个人都对新的虚拟现实计算机系统感到兴奋，在这个系统中，用户戴上特殊的护目镜，完全沉浸在视频游戏的动作中。对我来说，这些系统就像粗糙的卡通片。我的想象力运行起来，就像电影《侏罗纪公园》（*Jurassic Park*）里创造出栩栩如生的恐龙的计算机图形程序。当我在想象中进行设备模拟或处理工程问题时，就像在脑海中

---

① 1 英尺 =0.3048 米。——译者注

看录像带一样。我可以从任何角度观察它，把自己放在设备上方或下方，同时旋转它。我不需要那种可以生成三维设计模拟的花哨的图形程序，我可以在头脑中做得更好更快。

通过把我想象中的视频库中图像的许多小碎片拼接在一起，我一直在创造新的图像。我对每一件我用过的物品都有视频记忆——钢门、栅栏、门闩、混凝土墙，等等。为了创造新的设计，我从记忆中检索一些片段，并将它们组合成一个新的整体。我的设计能力不断提高，因为我添加了更多的视觉图像到我的视频图书馆里。我把实际经验中的视频图像或文字信息的翻译添加到图片中。我可以想象挤压溜槽、卡车装载坡道和所有不同类型的牲畜设备的操作。我和牛打交道和操作设备的次数越多，我的视觉记忆就越强。

在我早期的一个牲畜设计项目中，即为亚利桑那州约翰·韦恩（John Wayne）的红河饲料场（Red River Feed Yard）创建一个浸泡缸和牲畜屠宰设施，我首次使用我的视频库。浸泡缸是一个又长又窄的七英尺深的游泳池，牛在里面排成一列行进。缸里盛满了杀虫剂，用来清除动物身上的蜱虫、虱子和其他外部寄生虫。1978 年，当时的浸泡缸设计非常差。动物们常常惊慌失措，因为它们被迫从一个陡峭光滑的混凝土斜坡滑入大桶。它们会拒绝跳进缸里，有时它们会向后翻，淹死在缸里。设计滑梯的工程师从来没有想过牛为什么会如此害怕。

我到达饲养场之后做的第一件事，就是把自己"放进"牛的脑袋里，透过它们的眼睛往外看。因为牛的眼睛长在头的两侧，所以它们的视角非常广，就像带着广角摄像机穿过设施一样。在过去的六年里，我一直在研究牛是如何看世界的，我观察过成千上万的牛在亚利桑那州各地不同的设施中行进，我非常清楚它们为何如此恐惧。那些牛一定觉得自己是被迫从飞机上跳下来的，因为飞机是为了逃生滑入大海的。

牛被强烈的明暗对比以及突然移动的人和物体吓到了。我曾见过在两个完全相同的设施中饲养的牛，很容易穿过一个设施，而另一个设施却让牛畏缩不前。这两个设施唯一的不同之处在于它们的朝向。牛拒绝穿过太阳投下的刺眼阴影的溜槽。在我做这个观察之前，饲料工业领域里没有人能解释为什么某台兽医设施比另一台运作得更好。这是一个观察小细节的问题，它决定了成败。对我来说，浸泡缸的问题更加明显。

为了设计一个更好的系统，我的第一步就是收集已出版的所有关于浸泡缸的信息。在做任何其他事情之前，我总是先看看什么被认为是最先进的，这样我就不会浪费时间重蹈覆辙。于是我开始阅读畜牧业的相关出版物，它们通常只有非常有限的信息，而我的视频记忆库里也满是糟糕的设计方案。从其他类型设备的经验中，比如卡车卸载坡道，我了解到牛群愿意在装有防滑木条的坡道上行走。滑动会让它们惊慌失措，然后后退。这项设计的挑战在于，要设计一个入口，鼓励牛自愿走进去，跳进水里，水的深度足以完全淹没它们，这样所有的虫子，包括那些聚集在它们耳朵里的虫子，都将被消灭。

我开始在我的想象中运行三维视觉模拟。我尝试了不同的入口设计，让牛在我的想象中走过。最终的设计融合了三张图片：亚利桑那州尤马市的一个浸泡缸的记忆，我在一本杂志上看到的一个便携式浸缸，以及亚利桑那州托尔森市斯威夫特肉类包装厂的一台控制设施上的入口坡道。新的浸泡缸入口坡道是我在那里看到的坡道的修改版本。我的设计包含了三个以前从未使用过的功能：一个不会吓到动物的入口，一个改进的化学过滤系统，以及运用动物行为原理，防止牛离开浸泡缸时变得过于兴奋。

　　我做的第一件事就是把金属坡道改造成混凝土坡道。最终的设计是一个向下倾斜 25 度的混凝土坡道。混凝土上的深槽可以让牛站得更稳。坡道似乎是逐渐延伸进入水中的，但实际上它在水面以下突然下陷。动物们看不见落差，因为浸入水中的化学物质使水变了颜色。当它们一脚踏进水里，就会安静地掉落下去，因为它们的重心已经越过了能够返回的那个点。

　　在浸泡缸建成之前，我在自己的想象中多次测试了入口的设计。饲养场的许多牛仔都持怀疑态度，不相信我的设计会奏效。它建好后，他们背着我修改了它，因为他们确信它是错的。他们在防滑坡道上安装了一块金属板，把它变成了一个老式的滑道入口。第一天他们用它的时候，两头牛因为惊慌失措，向后翻倒而淹死了。

　　当我看到金属板时，我让牛仔们把它拿出来。当他们看到坡道由此运行得很好时，他们大吃一惊。每头小牛都从陡峭的坡道上走出来，静静地扑通一声跳进水里。我深情地将这个设计称为"牛在水上行走"。

　　多年来，许多牧场主和养牛专业户认为，诱导动物进入屠宰设施的唯一方法是强迫它们进入。饲养场的所有者和管理者有时很难理解，如果浸泡缸和约束槽等装置设计得当，牛就会自愿进入。我能想象动物们的感受。如果我也长着小牛的身体和蹄子，我会非常害怕踩在光滑的金属斜坡上。

　　在动物们离开浸泡缸后，还有一些问题需要我去解决。它们出口的平台通常被分成两个围栏，这样一侧的牛可以晒干身体，另一侧则仍然挤满了牛。没人明白为什么动物从浸泡缸里出来有时会变得兴奋，但我想这是因为它们想跟着那些身体干燥的伙伴，就如同在操场上和同学们分开的孩子一样。我在两个围栏之间安装了一道坚固的栅栏，以防止一侧的动物看到另一侧的动物。这是一个非常简单的解决方案，令我惊讶的是，以前从来没有人想到过它。

我设计的用于过滤和清洗浸泡缸中牛毛和其他脏物的系统，参考了游泳池的过滤系统。我的想象力扫描了我操作过的两个特定的游泳池过滤器：一个在我布里钦姨妈位于亚利桑那州的牧场上，另一个在我们家。为了防止水从浸泡缸中溅出来，我复制了游泳池使用的混凝土边沿。这个想法，就像我许多最好的设计一样，是在我晚上入睡之前就清晰地浮现在我的脑海里。

作为孤独症患者，我不会天生地汲取大多数人认为理所当然的信息；相反，我把信息存储在我的大脑中，就像它存储在可读写的电脑光盘上一样。当我回忆我所学到的知识时，我就会在脑海中回放视频。我记忆中的视频总是很具体的。例如，我记得在生产者饲料场［Producer's Feedlot 又称为迈克尔哈尼肉牛公司（McElhaney Cattle Company）］的兽医溜槽屠宰过牛。我清楚地记得动物在那种特定情况下的行为，以及溜槽和其他设备是如何建造的。在每一个案例中，钢制围栏和管状轨道的精确构造也是我视觉记忆的一部分。我可以反复运行这些图像，研究它们来解决设计问题。

如果我走神，视频就会跳转到一种自由联想的状态，从栅栏的建造到一个特殊的焊接车间，在那里我见过柱子被剪断，焊工老约翰在做门。如果我继续思考老约翰焊接大门的事，视频图像就会变成一系列我参与过的几个项目中建造大门的短镜头。每一个视频记忆都会以这种联想的方式触发另一个，我的白日梦可能会远离设计问题。下一个画面可能是享受聆听约翰和建筑工人讲述战争故事的美好时光，比如有一次挖土机挖到了一个响尾蛇的窝，机器被遗弃了两个星期，因为每个人都不敢靠近蛇窝。

这个联想的过程是一个很好的例子，说明我的思想是如何偏离主题的。患有严重孤独症的人很难停止无休止的联想。我能够阻止它们，让我的思绪回到正轨。当我发现我的思想偏离了我试图解决的设计问题太远时，我就告诉自己回到问题上来。

对有良好语言表达能力并能清晰表达其思维过程的成年孤独症患者的采访表明，他们中的大多数人也运用视觉思维。而那些严重受损的、会说话但不能解释他们是如何思考的孤独症个体，也有高度的联想思维模式。《无缘无故》（*Without Reason*）一书的作者查尔斯·哈特（Charles Hart）用一句话总结了儿子的思维："泰德的思维过程不符合逻辑，它们是关联的。"这就解释了泰德的说法："我不害怕飞机。这就是它们飞得这么高的原因。"在他看来，飞机飞得高是因为他不怕它们。他综合了两条信息——飞机飞得高，他不恐高。

视觉思维作为处理信息的主要方法的另一个指标是，许多孤独症患者在解决拼图游戏、在城市中寻找道路或一眼记住大量信息方面表现出了非凡的能力。我自己的思维模式与 A. R. 罗瑞亚（A. R. Luria）在《记忆大师的心灵》（*The Mind of a Memonist*）中所描述的记忆者的思维模式相似。这本书描述了一个报社记者，他有着惊人的记忆力。和我一样，这位记忆专家对他听到或读到的每件事都有一个视觉形象。罗瑞亚写道："当他听到或读到一个单词时，它立刻转换成一个与这个单词所表示的对象相对应的视觉图像。"伟大的发明家尼古拉·特斯拉（Nikola Tesla）也是一位形象思维者。当他设计发电用的电动涡轮机时，每台涡轮机都是在他的脑子里造出来的。他在想象中操作它，纠正错误。他说，无论涡轮机是在他的想象中测试，还是在他的车间中测试，都没有关系，结果是一样的。

在我职业生涯的早期，我与肉类包装厂的其他工程师发生过争执。我无法想象他们竟然如此愚蠢，在设备安装之前没有看到图纸上的错误。现在我意识到这不是愚蠢，而是缺乏想象力。他们根本看不见。我被一家生产肉类包装工厂设备的公司解雇了，因为我与工程师们就一项设计发生了争执。这项设计最终导致了一条高架轨道的坍塌，这条轨道将 1200 磅^①牛肉的尸体从传送带的一端运了出来。随着每具尸体从传送带上下来，它下降了大约三英尺，然后突然被连接在高架轨道上的一辆手推车上的链子停了下来。机器第一次运行时，轨道从天花板上被拉了出来。员工们通过更结实的螺栓和安装额外的支架来修复它。这只是暂时解决了这个问题，因为动物尸体的力量是如此之大。加强架空轨道是在治疗问题的症状，而不是问题的原因。我试图警告他们。这就像把回形针来回弯曲太多次一样，过了一会儿它就被折断了。

不同的思维方式

人们有不同的思维模式，这一观点并不新鲜。弗朗西斯·高尔顿（Francis Galton）在《人类能力与发展研究》（*Inquiries into Human Faculty and Development*）一书中写道，尽管有些人看到了生动的心理画面，但对其他人来说，"这种想法并不被认为是心理画面，而是事实的象征"。对于图像表意能力较低的人，他们会记得他们的早餐，但他们看不到。

直到上了大学，我才意识到有些人完全通过语言思考，而且只会

---

① 1 磅 ≈0.454 千克。——译者注

用文字思考。当我在一本科学杂志上读到一篇关于史前人类使用工具的发展的文章时，我第一次怀疑到了这一点。一些著名的科学家推测，人类必须先发展语言，然后才能发展工具。我认为这是荒谬的，这篇文章让我第一次意识到我的思维过程与其他许多人的思维过程确实不同。当我发明东西时，我不使用语言。有些人用生动的细节图来思考，但大多数人是用文字和模糊的示意图结合起来思考的。

例如，许多人在看到或听到"尖塔"这个词时，脑海中浮现的是一般的教堂，而不是具体的教堂和尖塔。他们的思维模式从一般的概念转变为具体的例子。我曾经非常沮丧，当一个言语思考者不能理解我想表达的东西时，因为他不能看到对我来说非常清晰的画面。此外，当我向我的记忆库添加新信息时，我的大脑不断地修正一般的概念。这就像给电脑买了一个新版本的软件。我的大脑很容易接受新的"软件"，尽管我注意到有些人经常不容易接受新信息。

与大多数人不同的是，我的思想从类似视频短片的具体图像得到概括，并演变成概念。例如，我对狗的概念与我所认识的每一条狗都有着千丝万缕的联系。这就像我为自己见过的狗建立了一个卡片目录，附有完整的图片，而且随着我添加更多的例子到我的视频库，这个目录也在不断丰富。如果我想到大丹犬，我脑海中闪现的第一个记忆就是我高中校长养的大丹犬丹斯克。我想象中的下一条大丹犬是海尔加，他是丹斯克的后继者。第三只狗是我姨妈在亚利桑那州养的狗，我的最后一张图片来自菲特威尔（Fitwell）座椅套的广告，广告里有一个角色是只大丹犬。我的记忆通常以严格的时间顺序出现在我的想象中，我所想象的图像总是很具体，没有那种一般意义上的统称的大丹犬。

然而，孤独症患者并不是在所有事物上都是高超的形象思维者，也不是所有人都是这样处理信息的。世界各地的人们都有一系列的视觉技能，从几乎没有到看到模糊的概括图片，到看到半具体的图片，再到看到非常具体的图片，就像我的情况一样。

当我发明新设备或想到一些新奇有趣的东西时，我总是在形成新的视觉形象。我可以拍摄我看过的图片，重新排列它们，并创建新的图片。例如，我可以想象，如果把一个浸泡缸放在我朋友电脑的屏幕上，它会是什么样子的。由于他的电脑没有安装能做那些花哨的三维旋转图形的程序，所以我把我在电视或电影中看到的电脑图形叠加到我的记忆中。在我的视觉想象中，浸泡缸将出现在《星际迷航》中那种高质量的计算机图形中。然后，我可以拿一个特定的浸泡缸，比如红河饲料厂的那个，在我的脑海中的电脑屏幕上重新绘制。我甚至可以在电脑屏幕上复制卡通形象的三维骨骼图像，或者把浸泡缸想象成一个真实物体的录像带。

同理，我通过密切观察一位在同一家饲料场建筑公司共事的、非常有才华的绘图员，学会了如何绘制工程设计图。绘图员大卫可以毫不费力地呈交一份完美的图纸。在我离开公司后，我被迫自己完成了所有的绘图工作。通过长时间研究大卫的图纸，并在我的记忆中拍摄它们，我实际上能够模仿大卫的绘图风格。我把他的一些图纸摆出来，这样我就可以在画我的第一个设计图时随时参阅。然后我画了我的新图纸，模仿他的风格。在画了三四张图纸之后，我再也不用把他的图纸放在桌子上了。我的视频库现在已经完全程序化了。复制他人的设计是一回事，但在我画了红河图之后，我简直不敢相信自己居然做到了。当时，我认为它们是上帝的礼物。另一个帮助我学好绘图的因素是一些简单的事情，比如使用和大卫一样的工具。我用的是同一品牌的铅笔和尺子，标尺迫使我放慢速度，在我的想象中追踪视觉图像。

早在我上一二年级的时候，我的艺术天分就开始显现了。我对颜色很有鉴赏力，还会用水彩画海滩。四年级的时候，有一次我用黏土做了一匹可爱的马。我只是自发地做了，虽然我不能复制它。在高中和大学期间，我从未尝试过工程制图，但我在大学美术课上体会到了放慢速度的价值。我们的作业是花两个小时画我们的一只鞋。老师坚持要用整整两个小时来画那只鞋。我很惊讶我的画画得这么好。虽然我最初的绘图尝试很糟糕，但当我把自己想象成绘图员大卫时，我就会自动放慢速度。

处理非可视信息

在学习那些无法转化为图片的事物时，孤独症患者会遇到问题。孤独症儿童最容易学习的单词是名词，因为它们与图片直接相关。像我这样语言能力很强的孤独症儿童，有时可以通过语音来学习阅读。书面文字太抽象，我记不住，但我能吃力地记住大约 50 个语音和一些规则。低功能儿童通常通过联想学习得更好，在他们所处环境的物体上贴上单词标签。一些情况严重的孤独症儿童如果用他们能感觉到的塑料字母拼写单词，学习起来会更容易。

像"在上面"和"在下面"这样的空间词对我来说没有任何意义，直到我有了一个视觉形象来将它们固定在我的记忆中。即使是现在，当我听到"在下面"这个词时，我也会不由自主地想象自己在学校的自助餐厅桌子下面进行空袭演习，这在 20 世纪 50 年代早期的东海岸很常见。任何一个单词引发的第一个记忆几乎总是童年记忆。我还记得老师告诉我们要安静，排成一列走进自助餐厅，六到八个孩子在每张桌子下面挤作一团。如果我继续这样回忆下去，就会联想起越来越多的小学时的记忆。我记得我打了阿尔弗雷德，因为他把我的鞋弄脏了，老师为此批评了我一顿。在我的想象中，所有这些记忆就像录像机里的录像带一样。如果我让我的大脑一直保持联系，它就会从"海底"这个词游离出 100 万英里[①]，到南极海底的潜艇，再到披头士乐队的歌曲《黄色潜水艇》。如果我让自己的思绪停留在黄色潜水艇的画面上，我就会听到这首歌。当我开始哼唱这首歌，唱到人们开始登船的那部分时，我的联想转到了我在澳大利亚看到的一艘船的舷梯上。

我也能想象出动词。"跳跃"这个词勾起了我对上小学时举办的模拟奥运会上跳过跨栏的回忆。副词经常会引发不恰当的图像，如"快速地"让我想起雀巢速溶咖啡，除非它们与动词搭配，才会改变我的视觉图像。例如，"他跑得很快"会触发一年级阅读书籍中的迪克跑得飞快的动画图像，而"他走得很慢"则会减慢图像的速度。小时候，我省略了"is""the"和"it"等词，因为它们本身没有任何意义。同样，"of"和"an"这样的词也毫无意义。最后我学会了如何正确地使用它们，因为我的父母总是说正确的英语，我模仿他们的言语模式。直到今天，某些动词的变化，如"to be"，对我来说仍然毫无意义。

当我阅读时，我把书面文字翻译成彩色影像，或者我只是把那页写满字的照片存储起来，以便以后阅读。当我检索资料时，我在脑海中看到了这一页的影印本。然后我就可以像读提词器一样读了。电影《雨人》中描述的孤独症学者雷蒙德很可能使用了类似的策略来记忆电话簿、地图和其他信息。他只是简单地把电话簿的每一页复印到他的记忆中。当他想要找到一个特定的号码时，他只是扫了一眼脑子里的电话簿。为了从我的记忆中提取信息，我必须重放视频。快速查找事实有时是困难的，因为我必须播放不同的视频片段，直到找到那段正

---

① 1 英里 ≈1.6093 千米。——译者注

确的视频，这需要时间。

当我不能把文本转换成图片时，通常是因为文本没有具体的意义。一些关于牲畜期货市场的哲学书籍和文章简直令人费解。对于那些很容易转换成图片的文字材料，我理解起来要容易得多。1994 年 2 月 21日，《时代周刊》（Time）杂志刊登了一篇报道，描述冬季奥运会花样滑冰锦标赛，其中的一句话就是很好的例子："一切都已就位——聚光灯、音量不断增强的华尔兹和爵士乐、闪闪发光的小精灵在空中飞舞。"在我的想象中，我看到了溜冰场和溜冰者。然而，如果我对"元素"（elements）这个词想得太久，我就会将其与我高中化学教室墙上的元素周期表不当地联系起来。看到"精灵"（sprite）这个词时，会让我联想到冰箱里的雪碧罐，而不是一个漂亮的年轻滑冰运动员。

与孤独症儿童打交道的教师，需要了解儿童的联想思维模式。孤独症儿童经常会以一种不恰当的方式使用某个词。有时这些用法具有逻辑联想意义，有时则没有。例如，一个孤独症儿童可能会在他想出去的时候说"狗"（dog）这个词。"狗"这个词与"出去"联系在一起。在我自己的例子中，我可以记住所使用的不恰当词语的逻辑和非逻辑用法。当我六岁的时候，我学会了说"起诉"（prosecution）一词。我完全不知道这个单词是什么意思，但当我说出来的时候，它听起来很不错，所以每次我的风筝落地时，我都用它来作为感叹，大叫一声"起诉"。这肯定让那些听我大喊"起诉！"的人深感迷惑。

与其他孤独症患者的讨论揭示了类似的视觉思维风格，当他们在思考大多数人依次完成的任务时。一位孤独症作曲人告诉我，他用其他音乐的小片段创作出"有声图片"。一个患有孤独症的电脑程序员告诉我，他看到了程序树的一般模式。在他想象出程序的框架之后，他只需为每个分支编写代码。当我回顾科学文献和肉类加工厂的故障检测时，我同样使用类似的方法。我把具体的发现或观察结果结合起来，以便发现新的基本原则和一般概念。

我的思维模式总是从细节开始，以一种联想的、不按次序的方式朝概括的方向努力。就像拼图完成了三分之一，我试图弄清楚这幅拼图到底是什么的时候，我可以通过扫描我的视频库来填补缺失的部分。那些在脑子里运行大量计算的中国数学家，采用的也是相同的方式。首先，他们需要一个算盘，也就是中国的计算器，它是由成排的珠串在一个矩形框架上组成的。他们通过移动算珠的位置来计算。当一名数学家变得非常熟练时，他只需要在他的想象中将算盘可视化，而不再需要一个真正的算盘。算珠会在他大脑里想象出来的算盘上不断移动。

抽象思维

随着年龄的增长，我学会了把抽象的想法转换成图片，以此来理解它们。我用象征性的图片来表现和平、诚实等概念。我把和平看作一只鸽子、印第安人的长杆烟斗，或者是电视或新闻胶片上和平协议签署的片段。代表"诚实"的图片是在法庭上人们把手放在圣经上。一篇新闻报道描述了一个人拾金不昧，这为人们提供了一幅诚实行为的画面。

主祷文无法理解，直到我把它分解成具体的视觉形象。权力和荣耀被一段半圆形的彩虹和一个电力塔所代表。每当我听到主祷文的时候，这些童年的视觉影像仍然会被触发。当我还是个孩子的时候，"你的旨意……"这句话没有任何意义，直到今天，这句话的意义仍然是模糊的。"旨意"是一个很难想象的概念。当我想到它的时候，我就会想到上帝正在发出一道闪电。另一位患有孤独症的成年人也曾写道，他把"天上的父"想象成上帝，在云端之上手持一个画架。"擅自进入"被描绘成黑色和橙色的"禁止擅自进入"标志。主祷文最后的"阿门"一词是个谜：一名在最后时刻毫无存在意义的男子。

青少年时期，我必须使用具体的符号来理解抽象的概念，比如"与人相处""进入我人生的下一个阶段"这两者我都很难理解。我知道自己无法融入高中同学的圈子，也弄不清楚自己做错了什么。不管我怎么努力，他们还是取笑我。他们叫我"驮马""录音机"和"皮包骨"，因为我很瘦。当时我能理解为什么他们叫我"驮马"和"皮包骨"，但"录音机"让我迷惑不解。现在我意识到，当我一遍又一遍地一字不差地重复时，我的声音听起来一定像录音机。但那时候，我就是不明白为什么我在社交方面那么差劲。我在自己擅长的事情中寻求慰藉，比如为谷仓翻新屋顶，或者在马术表演比赛前练习骑马。在我确立门与窗的视觉符号之前，人际关系对我来说毫无意义。就在那时，我开始理解一些概念，比如学会了在处理人际关系时要互谅互让。我仍然纳闷，如果我不能想象我在这个世界上的生活方式，会发生什么。

对我来说真正巨大的挑战是从高中到大学的过渡。孤独症患者很难应对变化。为了应对诸如高中毕业这样的重大变化，我需要一种预演的方法，通过走过一扇门、一扇窗或一座大门来表演我生命中的每一个阶段。当我高中毕业的时候，我会坐在宿舍的屋顶上，仰望星空，想象着离开时的情景。在那里，我发现了一扇小门，它通向一个更大的屋顶，而我的宿舍正在装修。当我还住在这栋新英格兰的老房子里的时候，一座更大的建筑正在建造之中。一天，木匠们把我房间旁边的旧屋顶的一部分拆掉了。当我走出去的时候，我现在可以抬头看那座部分完工的新建筑了。高处有一扇小木门通向新屋顶。大楼在变，现在是时候我做出改变了。我能将二者联系在一起。我找到了象征性的钥匙。

在我上大学时，我发现了象征着准备毕业的另一扇门。那是一扇小小的金属活板门，通向宿舍的平屋顶。我得练习很多次穿过这扇门。当我终于从富兰克林·皮尔斯学院毕业时，我穿过了图书馆屋顶上的第三扇非常重要的门。

我不再使用实物门或大门来象征我生命中的每一次转变。当我在写这本书的时候，我重读了多年的日记，一个清晰的模式出现了。每扇门都能让我进入下一关。我的生活是一系列不断升高的台阶。我经常被问到，是哪个突破点让我能够适应孤独症。没有具体的某一次突破，它是一系列渐进的改进。我的日记非常清楚地表明，我完全意识到当我掌控了一扇门，它也只是整个系列中的一个台阶。

1970 年 4 月 22 日

今天，富兰克林·皮尔斯学院的一切我都已完成，现在是时候走进图书馆的小门了。我现在在思考，我应该在图书馆的屋顶上留下什么信息，供未来的人们去发现。

我已经达到了一个台阶的顶部，现在我在研究生院的底部台阶。

因为这座建筑的顶端是校园的最高点，我已经走到我能走得最远的地方了。

我已经征服了富兰克林·皮尔斯学院的顶峰。更高的台阶仍然等着我去挑战。

1970 届毕业生

今晚我穿过那扇小门，把纪念匾放在图书馆屋顶的最高处。这次我没有那么紧张了。我过去要紧张得多。现在我已经成功了，那扇小门和那座山都已经爬过了。征服这座山只是攀登下一座山的开始。

"毕业典礼"这个词的意思是开始，图书馆的最高点是研究生院的开始。奋斗是人类的天性，这就是为什么人们要登山。原因是人们想努力证明他们可以做到。

既然如此，我们为什么要把人送上月球呢？唯一真正的理由是，不断奋斗是人类的本性。人永远不会满足于他不断追求的一个目标。爬到图书馆屋顶的真正原因是为了证明我能做到。

在我的一生中，我面对并穿越过五六扇重要的大门。1970 年，我毕业于一所小型的文理学院——富兰克林·皮尔斯学院，并获得心理学学士学位。之后，我搬到了亚利桑那州，在那里取得了博士学位。我发现自己对心理学越来越不感兴趣，反而对牲畜和动物学更感兴趣，便开始为自己生命中的另一个重大变化做准备——从心理学专业转向动物学专业。我在 1971 年 5 月 8 日的日记中写道：

> 我觉得自己好像越来越被拽向农场的方向。我穿过了牲畜的溜槽门，但我仍然紧紧抓住门柱不放。风越来越大，至少有一段时间我觉得我要放开门柱，回到农场去。风在许多门中起着重要的作用。屋顶上刮着风。也许这是一个标志，说明下一个台阶并不是终极的，我必须继续前进。在一次聚会上（心理学系的一次聚会），我感到完全不自在，好像风让我的手从门柱上滑下来，这样我就可以在风中自由自在地飞翔。

那时我还在社交场上挣扎，很大程度上是因为我对"与人相处"这个抽象概念没有一个具体的视觉推论。当我在自助餐厅清洗飘窗时，一个画面终于出现在我眼前（学生们被要求在餐厅劳动）。刚开始的时候，我并不知道我的工作具有象征意义。飘窗由三扇玻璃推拉门组成，由防风窗围合而成。为了清洗飘窗的内侧，我不得不爬过玻璃推拉门。我在洗里面的窗玻璃时，门卡住了，我被困在两扇窗户之间。为了不把玻璃门打破，我不得不小心翼翼地移动。让我吃惊的是，人际关系也是这样运作的。它们也很容易破碎，必须小心处理。然后，我进一步联想到，小心翼翼地打开大门与最初建立人际关系之间的联系。当我被困在窗户之间时，几乎不可能透过玻璃交流。孤独症就像这样被困住了。窗户象征着我与他人隔绝的感觉，帮助我应对孤立。在我的一生中，门窗符号让我不断进步并建立了一些孤独症患者闻所未闻的人际关系。

在更严重的孤独症病例中，这些符号更难理解，而且往往与它们所代表的事物完全无关。D. 帕克（D. Park）和 P. 尤德里安（P. Youderian）描述了当时患有孤独症的 12 岁女孩杰茜·帕克（Jessy Park）使用视觉符号和数字来描述诸如好与坏这样的抽象概念。好的事物，比如摇滚乐，是由四扇门和没有云彩的图画来表现的。杰茜认为大多数古典音乐都很好，画了两扇门和两朵云。而口语被列为非常糟糕，没有门，只有四朵云。她用门和云来描述这些抽象的特性，形成了一个视觉评分系统。杰茜还有一个由好数字和坏数字组成的复杂系统，尽管研究人员还不能完全破译她的系统。

许多人对孤独症患者使用的符号完全感到困惑，但对孤独症患者来说，这些符号可能提供了唯一看得见、摸得着的现实或对世界的理解。例如，如果孩子吃法式吐司的时候很开心，那么"法式吐司"可能意味着开心。当孩子想象一片法式吐司时，他会变得快乐。视觉图像或文字与某次经历相关联。杰茜的母亲克拉拉·帕克（Clara Park）描述了女儿对电热毯控制器和加热器等物品的痴迷。她不知道为什么这些东西对杰茜如此重要，尽管她确实注意到杰茜是最快乐的，当她想到那些对她来说有特殊意义的事物时，她的语调不再生硬。杰西会说话，但她无法告诉人们为什么她的那些特殊物品很重要。也许她把电热毯控制和加热器与温暖和安全联系在一起。"蛐蛐"（cricket）这个词让她很开心，"听了一部分歌曲"（partly heard song）表示"我不知道"。孤独症患者的思维是通过这些视觉联想来运作的。在杰茜生命的某个时刻，"一首听了一半的歌"与"不知道"联系在一起。

　　患有严重孤独症的特德·哈特几乎没有概括的能力，行动也不灵活。他的父亲查尔斯描述了有一次特德在烘干机坏了之后，是如何把湿衣服放进梳妆台的。他只是按照他死记硬背的洗衣顺序进行下一步。他没有常识。我推测，这种僵化的行为和缺乏概括的能力，部分原因可能是他几乎或根本没有能力改变或调整视觉记忆。即使我对事物的记忆是作为个体特定的记忆存储的，我也能够调整我脑海中的图像。例如，我可以想象一座教堂被涂成不同的颜色，或者把一座教堂的尖顶放在另一座教堂的屋顶上座。但当我听到有人说"尖塔"这个词时，我在脑海中看到的第一个教堂几乎总是童年的记忆，而不是经处理过的教堂的图片。这种在想象中修改图像的能力帮助我学会了如何概括。

　　今天，我不再需要把门当作象征符号。多年来，我从我读过的文章和书籍中积累了足够的实际经验和信息，能够在新情况出现时做出改变并采取必要的措施。此外，我一直是一个狂热的读者，我被驱使着吸收越来越多的信息，并添加到我的视频库。一位患有严重孤独症的电脑程序员曾说，阅读是"吸收信息"。对我来说，这就像给电脑编程。

视觉思维和心理意象

最近对脑损伤患者和脑成像的研究表明，视觉思维和语言思维可能通过不同的大脑系统发挥作用。大脑中血液流动的记录表明，当一个人想象着步行穿过小区这样的事情时，大脑中努力工作的部分——视觉皮层中的血液流动会急剧增加。对脑损伤患者的研究表明，左后脑半球的损伤可以阻止存储在长期记忆中的视觉图像的生成，而语言和言语记忆没有受损。这表明视觉图像和言语思维可能依赖不同的神经系统。

视觉系统还可能包含用于心理图像和图像旋转的独立子系统。图像旋转技能似乎位于大脑的右侧，而视觉图像位于大脑的左侧后部。在孤独症中，视觉系统有可能已经扩展到弥补言语和排序能力的缺陷。神经系统在受到损伤时具有非凡的补偿能力。受损部分会被另一部分接管。

美国国立卫生研究院（National Institutes of Health，NIH）的帕斯夸尔－利昂（Pascual-Leone）博士最近的研究表明，锻炼视觉技能可以让大脑的运动神经图扩张。对音乐家大脑扫描的研究表明，在钢琴上的实际练习和想象中弹钢琴对运动神经图有相同的影响。在真实的钢琴演奏和心理意象中，运动神经图都在扩展；随意按下琴键不会产生任何效果。对运动员的研究还发现，心理训练和实际训练都能提高运动技能。对大脑海马区损伤患者的研究表明，事件的有意识记忆和运动学习是两个独立的神经系统。一位大脑海马区损伤的病人可以学习一项运动任务，并通过练习变得更好，但每次练习时，他都不会对自己完成的任务进行有意识的记忆。虽然运动神经回路得到了训练，但是海马区的损伤阻止了新的有意识记忆的形成。因此，运动神经回路学习了一项新任务，比如解决一个简单的机械难题，但人并不记得看过或做过这个难题。经过反复练习，这个人会变得越来越娴熟，但每次这个难题出现时，他都说自己以前从未见过。

我很幸运，我能建立我的图像库，并基于这些图片想象出问题的解决方案。然而，大多数孤独症患者的生活极其有限，部分原因是他们无法处理任何偏离常规的事情。对我来说，每一次经历都建立在我先前经历的视觉记忆之上，这样我的世界就会继续拓展。

大约两年前，我被雇去改造一家肉类加工厂，这是我个人的一次突破。这家肉类加工厂在屠宰过程中使用的方法很残忍。在屠宰之前，活牛的一条后腿被倒挂在链子上。太可怕了，我不忍心看。办公室和停车场都能听到惊恐万状的牛狂吼的声音。有时候，牛的后腿在吊起时会折断。这种可怕的做法完全违反了合法屠杀的人道主义宗旨。我的工作就是废除这个残忍的系统，用溜槽来取而代之，因为在溜槽里动物可以保持站立的姿势，而由神职人员实施合法屠宰。如果处理得当，动物会保持平静，不会受到惊吓。

新的控制溜槽是一个狭窄的金属档，里面可以容得下一头牛。它装备了一个轭来套住牛头，一个后推门来推动牛向前进入轭中，以及一个腹部约束装置，它能像电梯一样从腹部下方升起。为了操作这个控制器，操作者必须按正确的顺序推动六个液压控制杆来移动入口和排放闸门以及头部和身体的固定装置。这个溜槽的基本设计已经有大约 30 年的历史了，但是我增加了压力调节装置，改变了一些关键的尺寸，使它让动物更舒适，并防止动物们在屠宰过程中承受过大的压力。

在肉类加工厂实际操作溜槽之前，我在机器车间运行了它，然后才把它运走。虽然当时没有牛，但我可以用操作溜槽的图像来组织我的视觉和触觉记忆。在空溜槽上运行了五分钟后，我脑海中准确地浮现出了闸门和其他部件如何移动的画面。我还对这个特殊溜槽上的杠杆被推动时的感觉有触觉记忆。液压阀就像乐器，不同品牌的阀门有不同的感觉，就像不同类型的管乐器一样。在机械车间操作这些控制器使我稍后能够通过心理意象练习。我必须想象溜槽上的实际控制器，在我的想象中，看着我的手在推动那些杠杆。我能在脑海中感觉到，要以不同的速度移动闸门需要多大的力量。当不同种类的牛进入溜槽时，我在脑海中反复演练这个过程。

在工厂运行该设备的第一天，我能够走到溜槽前，几乎完美地操作它。当我无意识地操纵液压杠杆时，效果最好，就好像在用双腿走路。如果我想到杠杆，我就把它们都弄混了，推错了方向。我不得不强迫自己放松，让制动器成为我身体的一部分，而完全忘记了杠杆。牛一进来，我就把注意力集中在那些缓慢而轻柔的移动设备上，以免吓到它。我观察它的反应，所以我只施加了足够的压力把它舒适地抱紧。压力过大会引起不适。如果它的耳朵靠在它的头上，或者它挣扎着，我知道我把它压得太紧了。动物对液压设备非常敏感。它们能感觉到控制杠杆最轻微的移动。

通过机器，我伸出手抓住了那头牛。当我用轭套住它的头时，我想象着把我的手放在它的前额上，托着它的下巴，轻轻地引导它进入适当的位置。身体的界限似乎消失了，我没有意识到自己在推杠杆。后推门和头轭成了我双手的延伸。

孤独症患者有时会有身体边界问题。他们无法通过感觉判断自己的身体在哪里结束，他们所坐的椅子或他们拿着的物体从哪里开始，就像一个人断了一条胳膊或腿，但仍然能感受断肢在原处。在这种情况下，这个装置中用来控制动物的部分感觉就像是我自己身体的延续，类似于幻肢效应。如果我只是专注于温柔地抱着这头牛，让它保持冷静，我就能非常熟练地操作溜槽。

在这段精神高度集中的时间里，我再也听不到工厂机器发出的噪声。我感觉不到亚拉巴马州炎热的夏天，一切似乎都很平静。这几乎是一种宗教体验。我的工作是温柔地抱着这头牛，而由拉比（神职人员）来执行最后的行动。我能够看着每头牛，温柔地抱着它，让它在生命的最后时刻尽可能地感到舒适。我曾经参加过古老的屠宰仪式，眼前的感觉有些类似。一扇新门打开了。感觉就像在水上行走。

更新：脑科学的新研究和不同的思维方式

自从我写了本书以来，大脑成像研究为了解孤独症 / 阿斯佩格综合征患者的大脑如何处理信息提供了更多的启示。匹兹堡卡内基·梅隆大学的南希·明舒（Nancy Minshew）发现，正常的大脑倾向于忽略细节，孤独症患者的大脑倾向于关注细节而非更大的概念。为了观察这一现象，她让正常人、阿斯佩格综合征患者和孤独症患者阅读句子，同时对其大脑进行扫描。孤独症患者的大脑在处理单个单词的部分最为活跃，而正常的大脑在分析整个句子的部分最为活跃。阿斯佩格综合征患者的大脑在这两个区域都很活跃。

加州大学圣迭戈分校的埃里克·库尔切斯内（Eric Courchesne）博士声称，孤独症可能是一种大脑回路断开的紊乱。这将影响他们把来自存储感官记忆的大脑较低部位的细节信息与在前额叶处理的高级信息整合的能力。较低级别的处理系统可以保留，也可以增强。他发现孤独症患者大脑中唯一正常的部分是视觉皮层和大脑后部存储记忆的区域。这一发现有助于解释我的视觉思维。对孤独症患者大脑的扫描显示，额叶皮质的白质过度生长且异常。库尔谢纳博士解释说，白质是大脑连接大脑不同区域的"计算机电缆"，而灰质形成了信息处理的集成电路。孤独症患者的额叶皮质并没有正常生长，也没有将大脑的各个部分连接在一起，而是过度生长，就像一丛缠绕在一起的计算机电缆。在正常的大脑中，阅读一个单词和说一个单词是由大脑的不同部分完成的。这两个区域之间的连接回路使得同时处理这两个区域的信息成为可能。库尔谢纳和明舒都认为，孤独症患者和阿斯佩格综合征患者大脑的一个基本问题是，"计算机电缆"无法将许多不同的局部大脑系统完全连接起来。局部系统可能具有正常或增强的内部联结，但不同局部系统之间的长距离连接可能很差。

现在我要用我所说的视觉符号意象来帮助你们理解正常大脑的不同部分是如何相互交流的。把正常的大脑想象成一家大公司的办公大楼，所有不同的部门，如法务部、财务部、广告部、销售部和行政总裁办公室，都由许多通信系统连接在一起，如电子邮件、电话、传真机和电子信息。孤独症患者 / 阿斯佩格综合征患者的大脑就像一座跨部门的沟通系统没有联结起来的办公楼。明舒称这是大脑的连接不足。阿斯佩格综合征患者大脑中连接在一起的系统要比低能个体大脑中的多。孤独症 / 阿斯佩格综合征的巨大变异性可能取决于哪些"电缆"联结在一起和哪些"电缆"没有联结在一起。大脑各部门之间连接不畅可能是能力参差不齐的原因。孤独症患者通常擅长一件事，不擅长另一件事。运用计算机电缆这个类比，有限数量的优质电缆可能连接一个区域，而留下其他区域连接不畅。

培养有特殊大脑的人才

当我撰写本书时，我认为大多数孤独症患者和我一样都是视觉思考者。在与数百个患有孤独症或阿斯佩格综合征的家庭和个人交谈后，我发现实际上存在不同类型的特殊大脑。这个谱系中的所有人都思考细节，但有三种基本的特殊大脑。有些个体可能是这些类型的组合。

一是像我这样的视觉思考者，用照片般具体的图像来思考。视觉思维的具体程度各不相同。我可以在我的脑子里全速运行一台机器，对非孤独症视觉思考者的采访表明，他们只能看到静止的图像。这些图像反映在具体程度上有具体地点的图片，也有更加模糊的概念图片。我这类人学习代数是不可能的，学习一门外语也很困难。高度专一性的视觉思考者应该跳过代数，学习视觉形式更加外显的数学，如三角或几何。用视觉思考的孩子通常擅长绘画和其他类型的艺术，以及玩乐高那样的拼插玩具。许多用视觉思考的孩子喜欢地图、旗帜和照片。视觉思考者非常适合从事绘图、平面设计、动物训练、汽车机械、珠宝制造、建筑和工厂自动化等工作。

二是音乐和数学思考者采用模式思维。这些人通常擅长数学、国际象棋和计算机编程。其中一些人向我解释说，他们看到的是图案以及图案与数字之间的关系，而不是逼真的图片。当他们还是孩子的时候，他们可能会即兴演奏音乐，并且对音乐感兴趣。音乐和数学思考者通常从事计算机编程、化学、统计学、工程学、音乐和物理学。模式思维不需要书面语言。没有文字的印加人使用复杂的绳结来记录税收、工作量和 1000 人之间的贸易。

三是语言逻辑思考者借助词汇的细节来思考。他们通常喜欢历史、外语、天气统计和股市报告。当他们还是孩子的时候，他们通常通晓比赛的分数。他们不是视觉思考者，而且常常不擅长绘画。语言发育迟缓的孩子更有可能成为视觉、音乐和数学思考者。其中许多人没有语言延迟，他们成了文字专家。这些人在语言翻译、新闻、会计、语言治疗、特殊教育、图书馆工作或财务分析方面都取得了成功。

既然孤独症患者的大脑很特殊，那么在教育方面就需要将重点放在培养其特长上，而不仅仅是弥补他们的缺陷。教我代数是没有用的，因为对我而言代数没有什么可以形象化的东西。如果没有图片，我就无法思考。不幸的是，我从来没有机会尝试三角学或几何。老师和家长需要把孩子的天赋发展成技能，并最终转化为令人满意的工作或爱好。

概念的形成

所有孤独症 / 阿斯佩格综合征患者在形成概念方面都有困难。前面提到的特殊类型的大脑都有概念思维的问题。概念思维发生在额叶皮质，额叶皮质类似于公司里的总裁办公室。研究人员将前额皮质的缺陷称为执行功能的问题。在正常的大脑中，来自大脑各个部分的"计算机电缆"汇聚在额叶皮质。额叶皮质整合了大脑中思考、情感和感觉部分的信息。概念形成的难度可能与未联结的"计算机电缆"的数量和类型有关。由于我的首席执行官办公室的"电脑"链接很差，我不得不使用"广告部"的"平面设计师"，通过将视觉细节与各个范畴关联到一起，从而形成概念。科学研究支持我的观点。详细的视觉和音乐记忆位于初级视觉和听觉皮层的下部，而更多的概念思维则位于联想区域，在那里合并来自大脑不同部分的输入信息。

范畴是概念形成的开端。南希·明舒发现，孤独症患者可以很容易地将物体分成红色或蓝色等类别，但他们很难为一组普通物体构想出新的类别。如果我把各种常见的物品放在桌子上，比如订书机、铅笔、书、信封、时钟、帽子、高尔夫球和网球拍，让孤独症患者挑出含有纸的物品，他们都能做到。然而，当被要求创建新的范畴时，他们往往会遇到困难。教师应该通过游戏来提高孤独症患者思维的灵活性，游戏中可以让孤独症患者把含有金属的物体或运动中使用的物体构建新的类别。然后老师应该让学生解释为什么要把一个物体归入一个特定的类别里。

当我还是个孩子的时候，我最初把狗和猫按大小分类。当我们的邻居养了一只小腊肠狗之后，这种做法就不再奏效了。我必须学会通过找到所有狗都有而猫却没有的视觉特征，来把小狗和猫分类。所有的狗，不管多小，鼻子都是一样的。这是基于感觉的思维，而不是基于语言。这些动物也可以根据声音分类，吠叫和喵喵叫。低功能的个体可能会根据嗅觉或触觉来分类，因为这些感官提供了更准确的信息。把信息分成不同的类别是神经系统的一个基本属性。对蜜蜂、老鼠和猴子的研究都表明，信息被分成了界限分明的类别。法国科学家在让猴子观察电脑生成的逐渐由猫变成狗的图像时，记录了猴子大脑额叶皮质发出的信号。当图片类型切换到猫时，大脑信号发生了明显的变化。在额叶皮质，动物的形象不是狗就是猫。当我不再把猫和狗按大小进行分类时，我不得不形成一种新的鼻子类型。加州大学洛杉矶分校的伊扎哈克·弗里德（Itzahak Fried）的研究表明，个体神经元学会了对特定类别做出反应。接受脑部手术的病人的记录显示，一个神经元可能只对食物的图片有反应，而另一个神经元只对动物的图片有反应。这个神经元对人或物体的图片没有反应。在另一名患者中，大脑海马区的一个神经元对电影女演员穿着戏服和不穿戏服的照片都有反应，但对其他女性的照片没有反应。海马区就像大脑的文件查找器，用来定位存储在记忆中的信息。

变得越来越正常

更多的知识使我的行为更正常。许多人对我说，我现在的行为与10年前相比表现出了更少的孤独症特征。一位2005年参加过我的一次演讲的人在我的评价中写道："我在1996年看到了坦普尔，看到她这么多年来逐渐变得镇定，而且她的谈吐方式真的很有趣。"我的大脑就像一个互联网搜索引擎，被设置成只能访问图片。我在互联网上存储的图片越多，我就有越多的模板来指导我在新的情况下如何行动。越来越多的信息可以归入越来越多的类别中。这些类别可以放置在包含许多子类别的主类别树中。例如，有些笑话能让人发笑，有些笑话则不起作用。还有一类笑话只能讲给亲密的朋友听。当我十几岁的时候，我被称为"录音机"，因为我只会照着稿子念台词。随着经验的积累，我的谈话变得不那么照本宣科了，因为我可以用新的方式组合新的信息。为了帮助理解孤独症患者的大脑，我建议老师和家长应该使用像谷歌这样的互联网搜索引擎来搜索图像。它将使更多的语言思考者理解视觉联想思维是如何工作的。有音乐和数学头脑的人也有一个搜索引擎，可以找到模式和数字之间的关联。

阿斯佩格综合征患者是语言逻辑思考者，他使用语言范畴。举个例子，明舒医生有一个阿斯佩格综合征患者服药后产生了严重的副作用。向他解释为什么应该尝试另一种药物的科学道理是没有用的。然而，当他被简单地告知"粉色的药片让你生病，我想让你试试蓝色的药片"后，他开始愿意尝试一种新的药物，并同意试试蓝色药片。

　　我学得越多，就越意识到我的思维和感觉是不同的。我的思维与正常人不同，但也与患有阿斯佩格综合征的语言逻辑和非视觉的思考者有很大的不同。他们创建单词类别而不是图片类别。所有孤独症和阿斯佩格综合征患者思维的一个共同点是，细节与不同的类别相关联，从而形成一个概念。细节被组装成概念，就像把拼图组装起来。只有当 20% 的拼图碎片拼到一起，形成一大幅图时，才能看到整个拼图上的图片。

第2章　孤独症谱系障碍：诊断孤独症

　　婴儿可能患有孤独症的第一个迹象是，当他被搂抱的时候，他会变得僵硬并表示出抗拒。这类孩子可能对触摸极其敏感，并会发出抽离或尖叫的反应。更明显的孤独症症状通常发生在12到24个月之间。我是我妈妈的第一个孩子，我就像一只小野兽。当我被抱着的时候，我会竭力挣脱，但是如果我被单独留在婴儿车里，我很少大惊小怪。当我不能像隔壁的小女孩那样说话时，妈妈第一次意识到我出了严重的问题，而且我有可能聋了。我总是无休止地发脾气并且喜欢涂抹粪便，我是一个可怕的两岁孩子。

　　那时，我表现出了典型的孤独症症状：不说话，缺乏眼神交流，乱发脾气，耳聋的样子，对人不感兴趣，并且不停地盯着天空。我被带去看神经科医生，当一项听力测试表明我没有失聪时，我被贴上了"脑损伤"的标签。40多年前，大多数医生从未听说过孤独症。几年后，当更多的医生了解到这一点时，这个标签才开始使用。

　　我还记得三岁时不能说话的沮丧。这使我大发脾气。我能听懂别人对我说的话，但我说不出来。我就像一个口吃，很难开口说话。我最初的几个单词很难发音，通常只有一个音节，比如将"ball"说成"bah"。我记得当时自己符合逻辑的想法是：我必须尖叫，因为我没有其他的方式来交流。当我因太多的噪声而感到疲倦或压力过大时，也会发脾气，比如在生日聚会上喇叭响了。我的行为就像一个跳闸断路器。前一分钟我还好好的，下一分钟我就像一只发疯的野猫一样在地板上又踢又叫。

我还记得我咬老师大腿的那一天。那是下午晚些时候，我因疲劳而导致失控，但直到清醒过来时，当我看到她流血的腿，我才意识到我咬了她。我脾气突然爆发时，就像癫痫发作一样。母亲意识到，跟癫痫发作一样，它们必须有地方宣泄。一旦我发脾气，老师就生气，但这只会让事情变得更糟。于是母亲向我的小学老师解释说，如果我再发脾气，最好的办法就是老师不要生气或激动。母亲明白当我累了的时候，就把我从吵闹的地方拉出来，以防止我发脾气。当我在学校度过糟糕的一天时，像在电视上看木偶剧《豪迪·杜迪》（*Howdy Doody*）这样的特权就被取消了。母亲甚至发现我有时会为了不去上课而发脾气。

当我独自一人的时候，我常常会开小差，变得如同被催眠一般。我可以在沙滩上坐上几个小时，看着沙子从我的手指间滑落。我会研究每一粒从我手指间流过的沙子。每个颗粒都是不同的，我就像一个在显微镜下研究沙粒的科学家。当我仔细观察它们的形状和轮廓时，我进入了一种恍惚状态，与周围的景物和声音隔绝了。

当我被太多的噪声压得喘不过气来的时候，摇摆和旋转是另一种我把世界拒之门外的方式。摇摆让我感到平静，就像吃了上瘾的药一样。我越摇摆，就越停不下来。我的妈妈和老师会阻止我，这样我就可以和世界上的其他人联系了。我也喜欢旋转，且很少头晕。当我停止旋转时，我享受着看着房间旋转的感觉。

今天，孤独症被定义为一种儿童早期疾病，男孩的发病率是女孩的三倍。要做出诊断，孤独症的症状必须在三岁之前出现。幼儿最常见的症状是不说话或说话不正常，缺乏眼神交流，经常发脾气，对触摸过于敏感，看起来像失聪的样子，喜欢独处、摇摆或其他有节奏的刻板行为，冷漠，缺乏与父母和兄弟姐妹的交往。另一个标志是玩具的玩法不恰当，如孩子可能会花很长时间旋转玩具车的轮子，而不是在地板上驾驶它。

孤独症的诊断是复杂的，因为行为标准在不断变化。这些标准被列入美国精神病学会（American Psychiatric Association，APA）出版的《精神障碍诊断与统计手册》（Diagnostic and Statiscal Manual, DSM）中。在第三版中，91% 有孤独症症状的儿童会被贴上孤独症的标签。然而，如果参照最新的版本，标签将只适用于 59% 的病案，因为标准已经缩减了。

许多孤独症孩子的父母会去许多不同的专家那里寻求准确的诊断。不幸的是，诊断孤独症并不像诊断麻疹或特定的染色体缺陷，如唐氏综合征。虽然孤独症是一种神经紊乱，但它仍然是通过观察孩子的行为来诊断的。尽管脑部扫描在未来可能会部分取代观察，目前血液测试或脑部扫描能还不能做出绝对的诊断。

新的诊断类别包括孤独症、广泛性发育障碍、阿斯佩格综合征和童年瓦解性精神障碍，在专业人士中对此有很多争议。有些人认为这些类别是各自独立的，而另一些人则认为它们是在孤独症谱系上的，彼此之间并没有明确的界限。

如果一名三岁的孩子既缺乏社会交往，又不说话，或者说话不正常，那么他就会被贴上孤独症的标签。这一诊断也被称为经典肯纳综合征，以利奥·肯纳（Leo Kanner）的名字命名。他是在 1943 年第一个描述这种孤独症的医生。这些人通常会学习说话，但由于思维极其僵化、概括能力较差、缺乏常识，他们仍然表现出严重残疾的特征。肯纳综合征中的一些人拥有专业技能，比如日历计算。在已确诊的儿童和成人孤独症患者中，肯纳综合征患者占到10%。

患有典型肯纳综合征的孩子在思维和行为方面很少或没有灵活性。查尔斯·哈特在他患有孤独症的弟弟萨姆纳身上描述了这种僵化，萨姆纳不得不经常接受母亲的指导，告诉他脱掉衣服上床睡觉的每一步。哈特接着描述了他患有孤独症的儿子泰德在一次生日派对上的行为。当冰激凌甜筒被端上来以后，其他孩子立刻开始舔它们，但泰德只是盯着自己的那份，似乎很害怕。他不知道该做什么，因为过去他用勺子吃冰激凌。

肯纳综合征患者的另一个严重问题是缺乏常识。他们可以很容易地学会如何乘坐公共汽车去上学，但如果有什么事情打断了他们的日常生活，他们就不知道该怎么办了。任何常规的中断都会引起恐慌、焦虑或逃跑反应，除非有人指导他们当事情出错时该怎么做。僵化的思维方式使我们很难教会患有肯纳孤独症的人得体社交行为的微妙之处。例如，在一次孤独症会议上，一个患有肯纳综合征的年轻人走到每个人面前问："你的耳环在哪里？"肯纳综合征患者需要有人用一种清晰简单的方式告诉他们什么是得体和不得体的社交行为。

伦敦医学研究理事会认知发展部的研究员乌塔·弗里斯（Uta Frith）发现，一些患有肯纳综合征的人无法想象其他人在想什么。她开发了一套"心理理论"测试来确定问题的严重程度。例如，乔、迪克和一个孤独症患者坐在一张桌子旁。乔把一块糖放在一个盒子里并合上盖子。电话铃响了，迪克离开房间去接电话。迪克走后，乔吃掉了糖，把一支笔放在盒子里。在一旁观看的孤独症患者被问道："迪克认为盒子里装的是什么？"许多孤独症患者会给出错误的答案，说

"一支笔"。他们不知道迪克现在在房间外面，他认为盒子里还装着一块糖。

　　阿斯佩格综合征患者的残障程度往往远低于肯纳孤独症患者，他们通常可以通过这项测试，而且在灵活解决问题的测试中，他们的表现通常比肯纳孤独症患者更好。事实上，很多阿斯佩格综合征患者从未被正式诊断出患有阿斯佩格综合征。他们通常有自己的工作，独立生活。患有阿斯佩格综合征的儿童比那些患有典型肯纳综合征的儿童有更好的认知能力，语言发展也更加正常。阿斯佩格综合征的另一个标签是"高功能孤独症"。肯纳综合征和阿斯佩格综合征的一个显著区别是，阿斯佩格综合征的孩子往往笨手笨脚。阿斯佩格综合征的诊断常常与广泛性发育障碍混淆，而后者适用于症状轻微的儿童，他们的症状没有严重到需要其他标签来划分他们。

　　被诊断为瓦解性精神障碍的儿童起初会发展正常的语言和社会行为，然后倒退，并且在两岁后失去他们的语言能力。他们中的许多人再也不能说话了，他们在学习简单的家务方面也有困难。这些人也被称为低功能孤独症患者，他们一生都需要有人监督他们的生活安排。一些患有瓦解性精神障碍的儿童得到改善，成为高功能的儿童，但总的来说，这类儿童很可能继续保持低功能。有一大批被贴上孤独症标签的儿童，他们开始正常发育，然后退化，在两岁之前就失去了语言能力。这些早期的退化表现比晚期的更容易诊断。那些从未学会说话的人通常有严重的神经损伤，而这些损伤会在日常测试中表现出来。他们也比肯纳综合征或阿斯佩格综合征儿童更容易患癫痫。功能低下的个体通常理解口语的能力很差。肯纳综合征、阿斯佩格综合征和广泛性发育障碍儿童和成人，通常有更好的语言理解能力。

　　所有病患类别的儿童都能从良好的教育方案中受益。如果能在三岁前开始强化教育，就能取得不错的预后。经过一年半的强化语言治疗，我终于在三岁半的时候学会了说话。18 到 24 个月的儿童在第一次出现失语时对强化教育计划有反应，但随着年龄的增长，他们可能需要更平静、更安静的教学方法来防止感官系统超负荷。如果一个教育方案成功了，许多孤独症症状会减轻不少。

诊断成人孤独症的唯一准确方法是通过访谈以了解其童年，并从其父母或老师那里获得对其行为的描述。其他有孤独症症状的疾病，如获得性失语症（失语）、童年瓦解性精神障碍和获得性癫痫性失语综合征，都在年龄稍大一些时发生。一个孩子可能有正常或接近正常的语言，然后在两岁到七岁之间失去它。在某些情况下，童年瓦解性精神障碍和获得性癫痫性失语综合征可能具有类似的潜在大脑异常。获得性癫痫性失语综合征是一种癫痫，经常导致儿童失语。轻微的癫痫发作会扰乱听力，使孩子很难或不可能听懂别人说的话。正确的诊断需要非常复杂的测试，因为癫痫发作很难检测出来。他们不会出现在简单的脑电波测试中。这些疾病通常可以通过抗惊厥药物（癫痫药物）或泼尼松等皮质类固醇药物成功治疗。抗惊厥药物也可能有助于那些脑电波异常或感觉混乱的孤独症儿童。其他有孤独症症状的神经障碍包括脆性 X 综合征、瑞特综合征和结节性硬化症。帮助孤独症儿童的教育和治疗项目通常对患有这些疾病的儿童也有帮助。

孤独症和精神分裂症的诊断仍然存在混淆。一些专业人士声称孤独症儿童在成年后会发展出精神分裂症的特征。与孤独症一样，精神分裂症目前的诊断标准也是单纯的行为描述，尽管两者都是神经系统的紊乱。在未来，脑部扫描技术将变得足够先进，能够提供准确的诊断。到目前为止，大脑研究表明，这些情况有不同的异常模式。根据定义，孤独症始于儿童早期，而精神分裂症的最初症状通常发生在青春期或成年早期。精神分裂症有两大主要组成部分：

- 积极症状，包括幻觉和伴有不连贯思维的妄想症；
- 消极症状，如平淡、沉闷的情感和单调的话语，这些消极症状通常类似于成人孤独症患者缺乏情感。

在《英国精神病学杂志》(*British Journal of Psychiatry*) 上，P. 利德尔 (P. Liddle) 博士和 T. 巴恩斯 (T. Barnes) 博士写道，精神分裂症实际上可能有两到三种不同的情况。积极症状与孤独症的症状完全不同，但消极症状可能与孤独症症状部分重叠。这两种情况的混淆是一些医生试图用安定类药物治疗孤独症的原因，如氟哌啶醇 (Haldol) 和硫利达嗪 (Mellaril)。但抗精神病药物不应该成为治疗孤独症的首选药物，因为其他更安全的药物往往更有效。抗精神病药物有非常严重的副作用，会损害神经系统。

10 多年前，加州大学洛杉矶分校的彼得·坦圭 (Peter Tanguay) 博士和萝丝·玛丽·爱德华兹 (Rose Mary Edwards) 博士假设，在儿童早期发展的关键阶段，听觉输入的扭曲可能是语言和思维障碍的一个原因。感觉器官处理问题的准确时机可能决定一个孩子是否患有肯纳综合征，或者是非言语低能孤独症。我假设两岁之前对触摸和听觉混乱过度敏感，可能会导致思维僵化和缺乏情感发展，这在肯纳孤独症中是常见的。这些孩子在两岁半到三岁之间部分恢复了理解语言的能力。瓦解性精神障碍儿童在两岁之前一直是正常发育的，他们的情绪可能更正常，因为大脑中的情感中心在感觉处理障碍出现之前就有机会发育。可能只是时间上的简单差异决定了孤独症的类型。早期的感觉处理障碍可能会阻碍肯纳孤独症患者大脑情感中心的发育，而当感觉处理障碍发生在稍晚的时候，语言的习得就会受到更多的干扰。

　　研究已经非常清楚地表明，孤独症是一种神经系统紊乱，患者的大脑表现明显地异常。玛格丽特·鲍曼（Margaret Bauman）博士的脑解剖研究表明，患有孤独症和瓦解性精神障碍的人，小脑和边缘系统发育不成熟。孤独症儿童的脑电波也显示出大脑发育迟缓的迹象。马里兰大学的大卫·坎特（David Canter）博士及其同事发现，4～12岁的低功能儿童的脑电图波形与两岁儿童的脑电图波形相似。问题是什么导致了这些异常。许多研究人员的研究表明，可能有一组基因会使一个人面临许多疾病的风险，包括孤独症、抑郁症、焦虑症、阅读障碍、注意力缺陷障碍和其他问题。

　　孤独症没有单一的基因，尽管大多数孤独症病例都有很强的遗传基础。如果一个人患有孤独症，他生孤独症孩子的概率就会大大增加。孤独症儿童的兄弟姐妹比其他儿童更容易出现学习方面的问题。苏珊·福尔斯坦（Susan Folstein）和马克·鲁特（Mark Rutter）在伦敦进行的研究表明，在接受调查的42%的家庭中，孤独症儿童的兄弟姐妹或父母存在语言或学习障碍。

　　然而，基因并不能完全控制大脑的发育。福尔斯坦和鲁特对同卵双胞胎的研究表明，有时双胞胎中的一个患有严重的孤独症，而另一个只具备几项孤独症特征。对同卵双胞胎精神分裂症患者的核磁共振成像脑部扫描显示，受影响越严重的双胞胎，其脑部异常程度越高。大脑是如此复杂，以至于遗传学无法精确地告诉每一个发育中的小神经元应该连接到哪里。大脑解剖结构有10%的变异是不受基因控制的。达特茅斯医学院的迈克尔·加扎尼加（Michael Gazzaniga）对正常的同卵双胞胎进行了脑部扫描。结果显示，双胞胎的大脑结构很容易观察到变化，但双胞胎的大脑比没有血缘关系的人更相似。同样，同卵双胞胎的性格相似。明尼苏达大学的托马斯·布沙尔（Thomas

Bouchard）和他的同事们对在不同家庭中长大的双胞胎进行的研究表明，诸如数学能力、运动能力和气质等基本特征都是高度可遗传的。这些研究得出的结论是，一个人成为什么样的人，大约有一半是由基因决定的，另一半是由环境和教育决定的。

其他理论认为，如果一名胎儿感染了某些毒素和病毒，这些毒素和病毒可能与基因相互作用，导致孤独症患者典型的大脑发育异常。如果父母中的任何一方感染了对其遗传物质有轻微损害的化学毒素，就会增加患孤独症或其他发育障碍的可能性。一些家长怀疑，对儿童早期接种疫苗的过敏反应会引发孤独症的功能退化。如果这是真的，那么疫苗很可能与遗传因素相互作用。另一种可能性是干扰大脑发育的免疫系统异常。然而，还有太多的事情是未知的，父母都不应该对孤独症儿童负责。科学研究和对家庭的采访表明，父母双方都有可能将孤独症遗传给下一代。

孤独症的连续体

无数的研究人员试图找出是什么因素导致了高功能孤独症和低功能孤独症的区别。患有肯纳综合征或阿斯佩格综合征的高功能儿童通常会发展出良好的语言能力，学业表现也很好。低功能儿童通常不会说话，或者只会说简单的几个词。他们在学习简单的技能方面也有困难，比如系衬衫扣子。在三岁时，这两种类型的儿童都有相似的行为，但随着他们年龄的增长，这种差异变得越来越明显。

当我的语言治疗师抓住我的下巴，让我看着她的时候，我被拉出了自己的小世界。但对其他人而言，强迫的眼神接触会导致相反的反应——大脑负担过重和关闭。例如，《无处无人》（*Nobody Nowhere*）

的作者唐娜·威廉姆斯（Donna Williams）解释说，她一次只能使用一个感官通道。如果老师抓住她的下巴，强迫与她进行眼神交流，她会关掉耳朵这个感觉器官。她对感官混乱的描述为理解高功能孤独症和低功能孤独症之间的区别提供了一个重要的桥梁，我将其描述为一个感官处理连续体。在这个连续体的一端是患有阿斯佩格综合征或肯纳孤独症的人，他们有轻微的感官过度敏感问题，而另一端是低功能的人，他们接收到的听觉和视觉信息往往混乱且不准确。

我能学会说话是因为我能听懂语言，但低功能孤独症患者可能永远也学不会说话，因为他们的大脑无法辨别语音。这些人中有许多是智障，但也有一些人的大脑接近正常人，只是困在无法正常工作的感觉系统中。那些逃离低能孤独症牢狱的人之所以这么做，可能是因为他们获得了足够未被扭曲的信息。他们并没有完全与周围的世界失去联系。

20 年前，治疗孤独症儿童的治疗师卡尔·德拉卡托（Carl Delacato）推测，低能孤独症患者可能在他们的感觉通道里有"白噪声"（white noise）。在他的《终极陌生人》（The Ultimate Stranger）一书中，他描述了三种感官处理障碍：过高、过低和白噪声。过高意指过度敏感灵敏，过低表示欠灵敏，白噪声表示内部干扰。

在询问许多孤独症患者的过程中，我很快发现，他们的感觉器官异常是一个连续体，这将有助于我们深入了解孤独症患者的非言语世界。我想他们所经历的感官混乱程度相当于把唐娜所描述的感官问题放大 10 倍。幸运的是，当我的母亲、老师和家庭教师不断鼓励我与他人交往和玩耍时，我的反应很好。我很少被允许退回到令人舒心的摇摆或旋转物体的世界。当我做白日梦时，我的老师就会把我拉回现实。

　　在所有患有孤独症的幼儿中，几乎有一半的儿童对温和的干预方案反应良好。在这些方案中，他们不断地被鼓励看着老师，与老师互动。色彩鲜艳的墙壁装饰让我觉得学习很有趣，但对一个感官混乱的孩子来说，它们可能太分散注意力了。加州大学洛杉矶分校开发的洛瓦斯方案很受欢迎，它成功地将近一半的孤独症儿童送入普通幼儿园或一年级。洛瓦斯方案将单词与物体配对，当孩子们正确地将单词与物体匹配时，他们会得到表扬和食物作为奖励。虽然这个方案对一些孩子来说很好，但对于那些有严重的感官混乱和多种感官混合使用问题的孩子来说，它肯定会让人感到困惑，甚至可能是痛苦的。

　　这些孩子需要不同的方法。触觉通常是他们最可靠的感觉，如果老师使用触觉系统，他们学得最好。一位母亲教她不会说话的女儿画一个圆圈，她抓着女儿的手，引导她画一个圆圈。可以触摸到的塑料字母通常对教授单词很有用。这些孩子受到的视觉和听觉干扰越少，他们不健全的神经系统就越有可能准确地感知语言。为了帮助他们听得更清楚，老师必须保护他们免受视觉刺激，因为视觉刺激会导致感官超负荷。在没有荧光灯和明亮的墙壁装饰的安静、光线昏暗的房间里，他们可能听得最清楚。有时，如果老师轻声细语或轻声唱歌，听力就会增强。老师需要放慢语速来适应神经系统处理信息的速度。此外，老师还应避免突然移动，因为那样会引起感官混乱。

　　会模仿语言的儿童（重复他们所听到的内容）可能处于感觉处理连续统一体的中点，只要获取足够的可识别的言语，他们就能重复单词。纽约阿尔伯特·爱因斯坦医院的多丽丝·艾伦（Doris Allen）医生强调，不应该为了不限制说话，而阻止孩子模仿言语。孩子重复说过的话可以证实他听对了。伊利诺伊州立大学的劳拉·伯克（Laura Berk）的研究表明，正常的孩子通过自言自语来帮助他们控制自己的行为和学习新技能。由于孤独症是由大脑发育不成熟引起的，所以发生在年龄较大的孤独症儿童身上的失语和自言自语很可能是不成熟的语言模式造成的。

与正常儿童不同的是，孤独症儿童必须明白物体有名字，而正常儿童天生就能以惊人的速度将语言与生活中的事物联系起来。他们必须明白单词是用来交流的。所有孤独症儿童都有记录一长串言语信息的问题。即使是非常高功能的孤独症患者也很难跟上口头指令，并且发现更容易读懂书面指令，因为他们无法记住信息的顺序。我的大学数学老师曾经说我记的笔记太多了。他告诉我，我应该注意并理解这个概念。问题是，没有笔记我不可能记住问题的顺序。我学会了用自然拼读法阅读和读出单词，因为我在三岁的时候就能听懂说话了。有更严重听觉处理障碍的儿童往往在会说话之前就学会了阅读。如果把一个书面单词和一个物体对应起来，他们学得最好，因为他们中的许多人对口语单词的理解非常差。

作为一名成年人，我学习外语的方法可能类似于严重受损的孤独症儿童学习语言的方法。我不能从一段外语对话中找出单词，除非我先看到它们被写出来。

孤独症症状的两种基本模式可以帮助确定哪些孩子对密集、温和的干预型教学方法反应良好，哪些孩子则无济于事。第一类孩子在两岁时可能会出现耳聋，但在三岁时他们就能听懂语言了。我就是这样的人。当大人们直接和我说话时，我能听懂他们的意思，但当他们彼此交谈时，听起来就像胡言乱语。第二种孩子似乎发育正常，直到一岁半或两岁，然后失去语言能力。随着这种综合征的发展，理解语言的能力会下降，孤独症症状也会恶化。当一个孩子的感觉系统变得越来越混乱时，一个曾经温柔亲切的孩子就会退缩到孤独症中。最终，他可能会失去对周围环境的意识，因为他的大脑无法处理和理解周围的景象和声音。也有儿童是两种孤独症的混合体。

第一类孩子会对那些把他们从孤独症世界中拉出来的密集的、有组织的教育方案做出良好的反应，因为他们的感觉系统或多或少地提供了对周围事物的准确描述。虽然他们对声音和触摸的敏感度可能存在问题，但他们仍然对周围的环境有一定的现实意识。第二种孩子可能没有反应，因为感官的混乱使世界变得不可理解。如果在孩子们的感官完全混乱之前就开始教学，那么温和的干预式教学方法将对一些两岁前就失语的孩子有效。凯瑟琳·莫里斯（Catherine Maurice）在她的书《让我听听你的声音》（Let Me Hear Your Voice）中描述了她和她的两个孩子成功地使用了洛瓦斯方案。她的两个孩子分别在他们 15 和 18 个月大时失去了语言能力。她的教学是在出现症状后六个月内开始的。那时，退化到孤独症的过程还没有完成，她的孩子们仍然有一些意识。如果她一直等到他们四五岁的时候再开始教学，那洛瓦斯方案很可能会造成混乱和感官超负荷。

我和其他人的经验表明，有效的教学方法加上合理的努力应该起作用。绝望的父母常常沉迷于寻找每天需要 10 小时强化治疗的神奇疗法。为了提高效率，教育方案每天都要进行，但通常不需要大量的投入。在接下来的几个月里，我母亲每周五天，每天花 30 分钟教我读书。莫瑞斯太太让一位老师每周花 20 个小时和她的孩子们一起学习洛瓦斯教学法。除了参与正规的教育项目，年幼的孤独症儿童还需要有规律的一天，无论是在学校还是在家里。几项研究表明，每周 20 到 25 个小时的强化治疗是最有效的，这需要孩子不断地与老师互动。一位神经科医生给了我母亲一些非常好的建议：遵从她自己的本能。如果一个孩子受益于某个教育方案，有所进步，那么就应该继续下去，但是如果没有进步，就应该尝试其他方法。母亲有一种诀窍，能分辨出哪些人能帮助我，哪些人不能。她为我找到了最好的老师和学校，而在那个时代，大多数孤独症儿童都被安置在社会收容机构。她决心不让我进这类机构。

尽管一种被称为辅助交流的技巧颇有争议，但现在正被用于不会说话的孤独症患者身上。使用这一技术，当学生在打字机键盘上敲出信息时，老师会撑住他的手。一些严重残疾的人在停止和开始手部运动方面有问题，他们也会做出无意识的举动，这使得打字变得很困难。当他按下一个键后，支撑他的手腕可以帮助他的手开始向键盘移动，并把他的手指从键盘上脱离，以防止他的持续动作和多次按一个键。仅仅触碰一个人的肩膀就能帮助他开始手部运动。

几年前，辅助交流被誉为一项重大突破，有人大胆宣称，最严重的孤独症患者拥有完全正常的智力和情感。目前已有 50 项科学研究表明，在绝大多数情况下，老师在移动那个人的手，就好像那是一块占卜板上的木板。仿佛是老师在交流，而不是孤独症患者。《孤独症研究评论》（*Autism Research Review*）对 43 项研究的总结显示，5% 的不会说话的严重残疾的孤独症患者可以通过简单的一个词的反应进行交流。在少数几个促进辅助交流取得成功的案例中，有人花了很多时间先教孤独症患者学会阅读。

辅助交流的真相很可能介于一厢情愿和真实沟通之间。俄勒冈州尤金市"新突破"方案的提出者卡罗尔·伯杰（Carol Berger）发现，低能孤独症患者在键入一个词的答案时，可以达到 33% 至 75% 的准确率。在对照研究中，一些较差的结果可能是由于陌生人的存在导致的感官超负荷。来自家长的报告显示，一些成年人和儿童最初需要手腕支撑，然后逐渐学会独立打字。但是，这个人必须知道如何阅读，除非去掉手腕或手臂的支撑，否则不能完全排除辅助者的影响。

　　一心想要进入孤独症儿童心灵的父母经常在寻找奇迹。人们很难不被新的希望所吸引，因为在对孤独症的理解上几乎鲜有真正的突破。

孤独症谱系

　　在孤独症谱系的一端，孤独症似乎主要是一种认知紊乱；在另一端，它主要是一种感官处理紊乱。在严重受损的感觉处理一端，许多儿童可能被诊断为瓦解性精神障碍。在谱系的中点，孤独症症状似乎是由等量的认知和感觉问题引起的。在谱系的各个点上都有轻微和严重的病例。这两种成分的严重程度和比例都是可变的，而且每个孤独症病例都是不同的。当孤独症患者由于教育或医疗干预而改善时，认知或感觉问题的严重程度可能会降低，但两者之间的比例似乎保持不变。然而，令人费解的是，许多高功能孤独症患者的思维模式是僵化且缺乏情感表达的。关于孤独症的一个令人困惑的事情是，几乎不可能预测哪个幼儿会成为高功能儿童。两岁或三岁时症状的严重程度通常与预后无关。

　　不会说话的孤独症患者的世界是混乱和令人困惑的。一个没有接受过上厕所训练的低功能成年孤独症患者可能生活在一个完全混乱的感官世界里。很可能他不知道自己的身体边界，视觉、听觉和触觉都混在一起。这一定就像通过万花筒看世界，同时又试图收听一个充满静电干扰的电台。再加上一个坏掉的音量控制，它会导致音量不规律地从一声巨响跳到听不见。这样一个孤独症患者的问题会因为其神经系统而更加复杂，他们的神经系统通常与肯纳孤独症患者的神经系统相比处于更严重的恐惧和恐慌状态。想象一下，在一个完全混乱的世界里，你被一个危险的攻击者追赶，处于一种极度兴奋的状态。毫无疑问，新环境让低能孤独症患者感到恐惧。

青春期往往使问题变得更糟。伯格·塞林（Birger Sellin）在他的书《我不想再待在我的身体里》（*I Don't Want to Be Inside Me Anymore*）中描述了他表现良好的儿子如何在青春期经常发出不可预测的尖叫和发脾气。青春期的荷尔蒙进一步使过度兴奋的神经系统变得敏感和容易激动。哈佛大学的约翰·拉蒂博士用神经系统中噪声的概念来描述这种过度兴奋和困惑。像 β - 受体阻滞剂和可乐定这样的药物通常是有用的，因为它们可以镇定过度兴奋的交感神经系统。

患有严重感觉问题的孤独症患者有时会做出自残行为，比如咬自己或撞自己的头。他们的感觉是如此紊乱，以至于他们可能没有意识到自己在伤害自己。尽管里德·埃利奥特（Reed Elliot）最近在《孤独症与发育障碍》（*Journal of Autism and Developmental Disabilities*）杂志上发表的一项研究表明，非常剧烈的有氧运动可以减少一半的智障成年孤独症患者的攻击性和自残行为，但教育和行为训练将帮助几乎所有孤独症患者更好地发挥功能。一个有效方案中的早期干预可以使大约 50% 的孤独症儿童进入正常的一年级。虽然大多数孤独症患者无法达到我的水平，但他们过上充实生活的能力将得到提高。药物可以帮助许多低能的大孩子抑制大脑的过度兴奋，并帮助他们控制自己的行为。许多不会说话的孤独症患者能够做一些简单的工作，如擦窗户或日常手工劳动。很少有不会说话的成年孤独症患者能够阅读，也没有人能够完成正常的学业。

许多家长和老师问我，我处在孤独症谱系上的什么位置。我仍然无法对意外的社交情境做出快速反应。在我的业务交往中，我能应付新的情况，但是一旦出了问题，我就会惊慌失措。我已经学会了应对旅行的恐惧，所以如果我的飞机晚点了，我有一个后备计划。如果我在脑海中排练每一个场景，我没有任何问题，但是如果我没有准备好迎接新情况，我仍然会感到恐慌，尤其是当我去一个无法交流的国家旅行的时候。由于我不能依靠我的社交线索库，当我不能说这种语言时，我会感到非常无助并因此经常回避。

如果我现在两岁，我就会被诊断为典型的肯纳综合征，因为我推迟了异常的语言发育。然而，作为一名成年人，我可能会被诊断为阿斯佩格综合征，因为我可以通过一个简单的心理理论测试，而且我比典型的肯纳孤独症患者有更大的认知灵活性。我所有的思维仍然是在视觉图像中，尽管当一个人从经典的肯纳综合征中走出来时，他的思维似乎变得不那么直观了。我的感觉过度敏感，比一些肯纳孤独症患者的轻微障碍更严重，但我没有感觉混合和混乱的问题。和大多数孤独症患者一样，我没有体验过与人际关系相关的情感。我的视觉世界是一个文字的世界，尽管我已经取得了进步，因为我找到了视觉符号，让我超越了其他患有典型肯纳孤独症的人固定和僵化的世界。

在奥利弗·萨克斯为《纽约客》（*The New Yorker*）撰写的一篇文章中，他引用我的话说："如果我能打响指，而不是自闭，那我也不会那样做。"孤独症是我的一部分。相比之下，唐娜·威廉姆斯说："孤独症不是我。孤独症只是一个控制我是谁的信息处理方面的问题。""谁是对的？"我想我们都是，因为我们属于孤独症谱系的不同部分。我不想失去视觉思考的能力。我已经在孤独症谱系中找到了自己的位置。

更新：诊断和教育

父母和老师都错误地认为孤独症、广泛性发育障碍、注意缺陷多动障碍或阿斯佩格综合征的诊断是准确的。它并不像麻疹或脑膜炎的诊断那样准确。这是一种行为特征，不同的医生和心理学家通常会给出不同的诊断，因为他们对孩子行为的解读不同。在撰写本书增订版时，还没有明确的大脑成像或实验室测试来诊断孤独症。

自从本书问世以来，轻度阿斯佩格综合征的诊断被越来越多地使用。在我参加的许多孤独症会议上，我观察到越来越多被诊断为阿斯佩格综合征的聪明孩子。这些孩子中有的应该进尖子班，而不是被送往特殊的教育机构。还有一些阿斯佩格症患者，他们可能需要在自己的薄弱领域接受特殊教育，在自己擅长的领域进入高级班。我担心的是，那些能够在科学、工程或计算机领域从事具有挑战性工作的学生可能会被分流到特殊教育领域。公平地说，对特殊教育教师来说，与包括不会说话和天才型的孤独症患者在内的整个谱系上的各类患者打交道是很难的。

《注意力缺陷多动症与孤独症的关系》（*ADHD Autism Connection*）一书的作者黛安·肯尼迪（Diane Kennedy）是最早将阿斯佩格综合征与注意力缺陷问题混为一谈的人之一。我和越来越多被诊断为阿斯佩格综合征和多动症的孩子的父母交谈。许多家长告诉我，哌甲酯（美替苯甲酯）和阿得拉尔（四种不同类型安非他明的组合）等刺激性多动症药物对他们的孩子帮助很大。很有可能，一些高功能孤独症患者与多动症患者有相同的特征。患有典型孤独症或非言语型孤独症的儿童或成人在服用兴奋剂后往往会变得焦躁不安，情况也会更糟。若要确定兴奋剂是有益的还是有害的，只需要用一粒或两粒药物做试验就可以。

大脑研究和早期诊断

在过去的 10 年里，人们对孤独症患者的大脑异常有了更多的了解。正常儿童的大脑以稳定的速度发育。埃里克·库尔切斯内博士的实验室对孤独症儿童进行了详细的脑部扫描。结果显示，在儿童出生的第一年，他们的大脑会出现过早的过度生长，随后会出现生长停滞。异常生长过多的儿童通常有更严重的孤独症。研究还表明，孤独症儿童大脑中的血清素系统高度异常。这也许可以解释为什么抗抑郁药的剂量经常需要保持在非常低的水平，以防止出现躁动。异常生长的程度和模式在儿童之间有很大的差异。加州大学的大卫·阿玛雷尔（David Amarel）发现，在低功能孤独症中，过度生长的变异性最大。他还发现，免疫系统往往是不正常的，而且可能会影响大脑。

大脑过度生长导致婴儿的头部在 1 ~ 2 岁之间变得异常大。在童年后期，由于大脑发育较晚，头部大小恢复正常。用卷尺测量婴儿的头围（帽子大小）可以作为一种简单的筛查工具，用于检测可能有罹患孤独症风险的婴儿。

其他正在开发的早期筛查工具也在测试联合注意力。当正常婴儿注视并跟随成年人的目光时，就会产生联合注意力。当大人在玩一个小游戏，让宝宝看漂亮的小鸟时，宝宝会看大人看的地方。有发育问题风险的婴儿不会跟随成年人的目光。华盛顿大学的帕特里夏·科尔（Patricia Kohl）正在研究另一种筛查工具。这一工具将检测出有发育问题风险的儿童，他们不能对正常的语音进行定位，这是因为他们听不到辅音。正常的婴儿更喜欢听"妈妈式语言"——母亲在说这些词时发音清晰，放慢语速且富有表情。孤独症婴儿更喜欢经计算机处理的非言语颤音。测试时，可以通过观察婴儿如何对声音进行定向。

早期教育

科学研究和实践经验都充分证明，孤独症儿童每周至少需要 20 个小时的成人一对一的强化教学。所有专家都认为，对一名两到五岁的孤独症儿童来说，最糟糕的事情就是让他整天看电视。关于最好的早教项目有很多争论。我观察到，最好的老师倾向于使用相同的方法，而不考虑课程的理论基础。加州大学戴维斯分校的萨莉·罗杰斯（Sally Rogers）对教学方法进行的一项综述表明，离散实验或应用行为分析教学法是最有效的语言入门方法。这种结构化的高度重复的方法可以帮助两到五岁的孩子快速启动语言。今天使用的离散实验程序通常比老的洛瓦斯方案更自然，也不那么死板。教授社交和游戏技巧的方法，如斯坦利·格林斯潘（Stanley Greenspan）的"地板时光"和林恩·科恩·科格尔（Lynn Kern Koegel）博士的项目更有效。科格尔博士的《克服孤独症》（*Overcoming Autism*）一书充满了实用的教学方法。在地板时光法中，教师让孩子参与许多互动游戏，并鼓励社交游戏。

孤独症和广泛性发育障碍有很多种，应该使用适合每个孩子的方法。科格尔博士发现，一些幼儿对高度结构化的"洛瓦斯式"项目反应良好，而其他类型的孤独症儿童，他们的社交活动更活跃，可能会在不那么结构化的项目中取得更大的进步。不要太专注于一种方法。使用有效的方法，废除无效的方法。有时组合使用多种方法是最好的。对于大一些的高功能儿童来说，高度重复的方案很无聊，他们需要能够刺激他们思维的课程。在小学生中，可以利用孩子对某些事物的着迷来激励学习。如果一个孩子喜欢火车，那么读一本关于火车的书或者做一道关于火车的数学问题。

如果在我小的时候就有射击类的电子游戏，我可能会完全上瘾，而且我可能不会发展出更多与职业相关的兴趣，比如建造物体、放风筝和飞机。包含快速移动的电子游戏最容易上瘾。对我来说，快速移动视频游戏只是另一种"刺激"和"走神"的方式。"我宁愿鼓励大一点的孩子对用电脑做科学研究或学习编程产生真正的兴趣。免费软件可以把孩子的电脑变成超级电脑的一部分，超级电脑可以处理真实科学项目中的数据。2005 年 5 月 6 日的《科学》（Science）杂志专门报道了这些引人入胜的项目。浏览美国国家航空航天局的网站，在太空探索过程中跟踪太空探测器是使用计算机的一种极好的方式。父母和老师都告诉我，电子游戏的问题是有些学生沉迷于电子游戏，对其他事物毫无兴趣。我被屏幕保护程序催眠了，它的样式变化很快。我会不停地看着它们，如果有工作要完成，我就不得不关掉它们。动作缓慢的电子游戏或屏幕保护程序没有这种效果。

完全禁止射击类游戏可能是个坏主意，但玩这些游戏的时间应该严格限制。这对我这样的孩子尤其重要。这一活动为孤独症儿童提供了一个可以与其他孩子在学校讨论的话题，这可能有助于孩子社交。然而，我想把孤独症儿童的兴趣引导到更具建设性的活动中去。

遗传学和孤独症

过去 10 年的研究证实，孤独症、广泛性发育障碍和阿斯佩格综合征都有很强的遗传基础。约翰·霍普金斯医学院的克雷格·纽斯沙费尔（Craig Newschaffer）估计，60% 到 90% 的孤独症病例是遗传的。阿尔伯特·爱因斯坦医学院的伊莎贝尔·拉宾（Isabel Rapin）博士和她的同事们回顾了 1961 年至 2003 年间发表的论文。他们的结论是，多个基因之间的相互作用解释了孤独症高度可变的本质。对许多孤独症患者家庭的基因组扫描显示，至少有 10 个基因参与其中。他们还发现，有第二个孤独症孩子的概率是 2% 到 8%。研究人员还证实了之前的研究，即孤独症患者的亲属通常会有许多类似孤独症的轻微症状。我观察到，当父母和他们的家庭都有许多孤独症特征时，生出的孩子患低功能孤独症的可能性就会增加。

许多计算机程序员表现出孤独症的特征。史蒂夫·希尔伯曼（Steve Silberman）在《连线》（*Wired*）杂志上发表的一篇题为《极客综合征》（*The Geek Syndrome*）的文章中问道："数学和科技基因是罪魁祸首吗？"计算机和技术行业依赖于注重细节的人。真正爱社交的人对计算机不感兴趣。加州奥克兰儿童医院的赫伯特·施莱尔（Herbert Schreir）认为，"电脑通"的通婚可以解释为什么斯坦福大学和麻省理工学院周围的人会注意到孤独症的高发率。

在 2004 年和 2005 年，我的畜牧业网站的站长开始每月给我一个网站点击率最高的城市列表。一个月又一个月过去了，微软公司的所在地华盛顿州雷德蒙德市和斯坦福大学附近的加利福尼亚州圣马特奥市进入了列表的前五位。名单上总共有 100 座城市。下载最多的是本书的第 1 章。尽管我的网站是一个畜牧业网站，但孤独症图书章节的访问量最大。这是因为这些领域的人对大脑的工作方式特别感兴趣，还是孤独症更直接地影响了他们？

在孤独症领域，关于孤独症和阿斯佩格综合征之间的关系存在着不同的观点。它们真的是各自独立的综合征吗？英国针对家庭和基因的研究表明，孤独症和阿斯佩格综合征属于同一谱系。耶鲁大学的弗雷德·沃克马（Fred Volkmar）的研究表明，没有语言延迟的阿斯佩格综合征患者在完成视觉思维任务时表现得很糟糕，比如《韦氏儿童智力量表》（*Wechsler Intelligence Scale for Children, WISC*）的积木设计测试，而高功能孤独症患者更有可能在这一测试中表现更出色。在积木设计测试中，任务是组装彩色积木以匹配书中显示的样式。这种差异可以用"计算机电缆"连接位置的不同来解释。连接不足问题造成的潜在大脑异常，仍然是类似的。

阿斯佩格综合征患者担心，基因测试可能会让他们从这个世界消失。这将是一个可怕的代价。许多有天赋的人可能会被淘汰。一点点孤独症基因可能会提供一个优势，尽管过多的基因会造成一个低功能、不会说话的个体。孤独症基因测试的发展将极具争议。

孤独症的普遍性

许多研究人员一致认为，阿斯佩格综合征个体的增加主要是由于检测标准的放宽。曾经被贴上科学怪才或电脑宅男标签的人现在被诊断为阿斯佩格综合征。克里斯托弗·吉尔伯格（Christopher Gillberg）在瑞典进行的研究表明，一些曾经被贴上智障标签的严重病例现在被贴上了孤独症的标签。增加的另一个原因可能是 1994 年美国精神病学会出版的《精神障碍诊断与统计手册》的修订，将诊断标准扩大到包括阿斯佩格综合征和广泛性发展障碍。据美国疾病控制中心估计，每 1000 名儿童中就有三到四名孤独症患者。位于佐治亚州亚特兰大市的美国疾病控制与预防中心所进行的一项研究表明，孤独症谱系中有 40% 的儿童仅在学校被诊断出患有孤独症，以及 41% 接受特殊教育的学生患有孤独症。患有轻度阿斯佩格综合征的孩子在入学之前通常不会有任何问题。不幸的是，有些严重的孤独症患者直到上学后才接受治疗。从我自己的观察来看，有一类孤独症患者（退化型，即孩子在 18 ～ 24 个月大时失去语言能力）的数量已经增加了。两位孤独症咨询师大卫·盖尔（David Geier）和马克·热尔（Mark Geir）指出，接触汞会导致退化型孤独症。汞现在已经从许多疫苗中去除，但鱼类和发电厂的排放物是汞的其他来源。其他科学家质疑汞对孤独症发病率的影响。

人们越来越关注怀孕期间环境对胎儿的影响。如果这些因素影响孤独症的发生率，它们可能与易感基因相互作用。像接触有毒物质这样的外部环境的损害可能会把一个聪明的患有阿斯佩格综合征的婴儿变成一个不会说话的婴儿。这纯粹是猜测。新的研究支持了遗传易感性与环境损害相互作用的观点。科学家已经开发出一种对汞中毒高度敏感的老鼠基因序列。当给老鼠注射类似疫苗的针剂时，正常老鼠没有不良反应，而易感老鼠出现类似孤独症的症状，如咬尾巴和重复行为。可能有些孩子对汞也有类似的易感性。哥伦比亚大学公共卫生学院的马迪·霍宁（Mady Horning）有一个三振出局[①]的模型，指相互作用并导致个体发育障碍的因素有三个：

1. 遗传易感性；
2. 接触有毒物质；
3. 发育过程中接触有毒物质的时间，即有毒物质在发育的某一阶段可能没有作用，而在另一阶段可能产生不良影响。

双胞胎研究进一步证明了环境和遗传之间的相互作用。马迪·霍宁指出，基因相同的双胞胎患孤独症的概率为90%。这意味着90%的双胞胎都患有孤独症。在基因不同的异卵双胞胎中，一致性率为35%，兄弟姐妹的孤独症率为4%。有关汞的争议的更多信息可以在加州圣迭戈孤独症研究所找到，或者在大卫·柯比（Darid Kirby）的新书《伤害的证据》（*Evidence of Harm*）中找到。

---

① 三振出局为棒球比赛术语，击球员三次击球不中被判出局。——译者注

第3章　挤压机：孤独症的感官问题

　　从我记事起，我就讨厌被拥抱。尽管我想体验被拥抱的美好感觉，但那实在是让我太难以承受了。这种刺激就像一场巨大的海啸，想要吞噬一切，而我的反应就像一只野生动物。触摸会引发我想要逃离，被拥抱则会触发我的断路开关。我负担过重，不得不逃跑，而且常常是猛地挣脱出去。

　　许多孤独症儿童都渴望压力刺激，即使他们无法忍受被触摸。对于孤独症患者来说，如果他主动去触摸，就更容易忍受触摸。当意外地被触摸时，孤独症患者通常会退缩，因为神经系统还没来得及处理这种感觉。一位患有孤独症的女性告诉我，她喜欢触摸，但为了有时间去感受，她需要主动去触摸。父母们曾经说过，他们患有孤独症的孩子喜欢爬到床垫下，用毯子把自己裹起来，或者钻进一个很拥挤的地方。

　　我就是那种寻求压力的人。当我六岁的时候，我会把自己裹在毯子里，躲在沙发垫子下面，因为压力能让我感到放松。我曾经在上小学时做了好几个小时的白日梦，梦见自己做了一个能给我的身体施加压力的装置。我想象着一个有充气衬垫的盒子，我可以躺在里面，就像置身于被完全包裹着的充气夹板里一样。

　　在参观了我姨妈在亚利桑那州的农场后，我产生了建造这样一个装置的想法，它是仿造我第一次在那里看到的牛挤压溜槽而设计的。

当我看到牛被赶进挤压槽里接种疫苗时，我注意到，当它们被压在侧板中间时，有些牛会放松下来。我想我是第一次把那些牛和我自己联系起来，因为几天后，我出现了严重的受惊吓的症状，并跑进牧场的挤压溜槽里。从青春期开始，我就经历了持续的恐惧和焦虑，伴随着严重的惊恐发作，发作的时间间隔从几周到几个月不等。我的生活主要是为了避免可能引发惊恐发作的情况。

我让姨妈把溜槽的两侧紧压在我身上，并把我脖子上的头部约束杆合上。我希望这能平息我的焦虑。一开始，当我挺直身子试图摆脱压力时，有几分钟我完全惊慌失措，但我无法逃脱，因为我的头被锁在里面。五秒钟后，我感到一阵放松，大约 30 分钟后，我让姨妈把我放出来。大约一个小时后，我感到非常平静和安宁。我持续不断的焦虑减轻了。这是我第一次觉得自己的皮肤很舒服。姨妈同意了我的古怪要求，让我进入牛的溜槽。她意识到我的思维是在视觉符号中工作的，她认为挤压溜槽是我在视觉符号世界中旅程的重要组成部分。我想她当时并没有意识到是来自溜槽的压力让我放松下来。

当我回到学校时，我复制了这个设计，用胶合板做了第一台人力挤压机。我四肢着地进入机器，对身体两侧施加压力。我所在学校的校长和学校的心理学家认为我的机器很奇怪，想把它拿走。当时的专业人士对孤独症患者的感官问题一无所知，他们仍然认为孤独症是由心理因素造成的。他们想把我的机器扔掉，便通知了我母亲，我母亲为此感到非常担心。和专业人士一样，她也不知道我对压力的渴望是生理上的。

多年来，我改进了我的机器的设计。最先进的版本有两个软泡沫填充板，可以将压力施加在我的身体两侧，另外还有个软垫开口，可以套住我的脖子。我通过推动一个气阀杆来控制压力的大小，这个气阀杆把两块夹板紧紧地挤压着我的身体。我可以精确地控制身体承受的压力。慢慢地增加压力和减少压力最能让我感到放松。每天使用挤压机可以缓解我的焦虑，帮助我放松。

年幼时，我想要非常大的压力，几乎到了疼痛的程度。这台机器大大减轻了压力。早期版本的挤压机的侧板都是坚硬的木头，它所产生的压力大大超过后来两侧包着软垫的挤压机。当我学会忍受压力时，我对机器进行了改进，使它变得更轻柔。现在药物已经减弱了我神经系统的过度兴奋，我更喜欢小一点的压力。

由于许多人试图说服我放弃这台机器，因此我的内心对于是否使用它充满了矛盾。我在两种对立的力量之间左右为难：我想通过放弃这台机器来取悦我的母亲和学校，但我在生理上渴望它能带给我镇静作用。更糟糕的是，我当时并不知道我的感官体验与别人不同。从那时起，我了解到其他孤独症患者也渴望压力，并设计了将压力施加于他们身体的方法。汤姆·麦基恩（Tom Mckean）在他的著作《光明即将来临》（Soon Will Come the Light）中写道，他感到全身有一种低强度的疼痛，压力可以减轻这种疼痛。他发现特别大的压力效果最好。一个人渴望的压力大小可能与他的神经兴奋程度有关。

汤姆的整体感官处理问题比我的更严重。对于有这类问题的人来说，压力达到疼痛的程度可能是为了减轻感官上的不适。汤姆两只手腕上都戴着很紧的表带，在不阻碍血液循环的情况下，他尽可能地把表带勒紧。他还做了一套压力服，外面是一件液体外套，里面是一件充气救生衣。他可以通过将空气吹入夹克上的阀门来调节压力。其他成年孤独症患者也通过施加压力寻求缓解，如一位男士会勒紧自己的皮带并穿过紧的鞋子；一位女士报告说，施加在她身体某些部位的压力让她感觉更好。

尽管触觉经常受到过度敏感的影响，但它有时能为孤独症患者提供最可靠的环境信息。来自英国的孤独症女士特蕾泽·诺利夫（Therese Joliffe）更喜欢用触摸来了解周围的环境，因为通过手指更容易理解事物。她的视觉和听觉被扭曲了，提供的信息也不可靠，但触摸某些东西让她对世界有了相对准确的描述。她学会了靠感觉摆桌子。直到有人拉着她的手，让她的手指沿着她的腿，顺着她的脚边，沿着她的鞋子，她才学会把鞋子穿对脚。这样做使她能够了解左鞋和右鞋是什么样子的。她必须先感觉到它们，然后才能看到它们。她的学习方法与一个成年后视力恢复的盲人相似。奥利弗·萨克斯博士在他的论文《看与不看》（To See and Not to See）中描述了一名男子为了用眼睛看到事物，他必须先触摸该事物。对于像房子这样的物体，由于太大而不能到处触摸，他触摸一个模型，也能使他能够看到真实的东西。

触摸也可以用来教单词。特蕾泽·诺利夫报告说，她通过触摸字母来学习阅读。玛格丽特·伊斯坦（Margaret Eastham）在她所著的《无声的词语》（Silen Words）一书中描述了她是如何通过让她不会说话的儿子摸砂纸上的字母来教他阅读的。许多不会说话的孤独症儿童用触觉和嗅觉来感知事物。有些人不断地敲打身边的每一样东西。他们这样做可能是为了找出他们周围环境的界限，就像盲人用手杖敲打一样。他们的眼睛和耳朵功能正常，但他们不能处理输入的视觉和听觉信息。

我总是能够确定我的身体在哪里结束，外部世界从哪里开始，但是有些孤独症患者有严重的身体边界问题。如果他们看不到自己的腿，那么他们就不知道自己在哪里。吉姆·辛克莱（Jim Sinclair）是一名患有孤独症的年轻人，他说自己无法找到自己的身体。唐娜·威廉姆斯描述了她对自己身体的一种支离破碎的感知，她一次只能感知一个部位。当她看着周围的东西时，也发生了类似的断裂感。她一次只能看一个物体的一小部分。唐娜有节奏地拍打着，有时还拍打自己，以确定自己的身体边界在哪里。当她的感官因痛苦的刺激变得超负荷时，她咬自己，但她没有意识到自己在咬自己的身体。

过度敏感的皮肤也是一个大问题，许多孩子讨厌穿礼服和洗澡。对我来说，洗头和穿戴整齐去教堂是我小时候最讨厌的两件事，因为洗头真的会伤到我的头皮，就好像我揉头的手指上戴着缝纫用的顶针。而粗糙的衬裙就像砂纸一样刮着我的神经末梢，事实上，我不能完全容忍衣服的改变。当我习惯穿裤子的时候，我不能忍受穿裙子时光着腿的感觉。夏天习惯了穿短裤后，我再也不能忍受穿长裤了。大多数人只需几分钟就能适应，但我至少需要两周的时间才能适应。穿上新内衣会让我感到很痒。我的胸罩会一直穿到破了为止，而新胸罩至少要洗 10 次才能穿起来舒服。即使是今天，我还是喜欢把它们内外反穿，因为针脚的感觉就像针扎进了我的皮肤。父母只要给孩子穿上包裹全身的柔软衣服，就可以避免许多由感觉引起的情绪失控问题。

听觉问题

小的时候，噪声对我来说也是个问题，听到噪声的感觉经常像牙医用的钻头打到了神经，会引起疼痛。我害怕气球爆炸，因为那声音就像我耳朵里的爆炸声。大多数人不加理会的微弱噪声却使我心烦意乱。上大学的时候，我室友的吹风机听起来就像喷气式飞机起飞的声音。对孤独症儿童来说，最令人不安的一些声音是电钻、搅拌器、锯子和吸尘器发出的尖锐刺耳的高声调噪声。学校体育馆和浴室里的回声让孤独症患者难以忍受。令人不安的声音的种类因人而异，一个让我感到痛苦的声音对另一个孩子来说可能是愉快的。一个孤独症儿童可能喜欢吸尘器发出的声音，而另一个则害怕它。有些人被流水的声音所吸引，会花好几个小时冲马桶，而另一些人则会因为冲马桶的声音听起来像尼亚加拉大瀑布的轰鸣声而吓得尿裤子。

孤独症儿童常常看上去像失聪了一样。它们对一些声音有反应，而对其他声音没有反应。简·泰勒·麦克唐奈（Jane Taylor McDonnell）在她的《临界消息》（News from the Border）一书中记录道，她患有孤独症的儿子被怀疑对特定的音调和频率失聪。当演奏某些乐器时，他会做出反应，而其他乐器则没有效果。当令人分心的噪声出现时，我仍然会有思路卡壳的问题。如果我在讲课时，传呼机响了，它就会完全吸引我的注意力，使我完全忘记自己在说什么。断断续续的高声调噪声是最让人分心的。我需要花好几秒钟才把注意力转移回来。几项研究表明，孤独症患者很难在两种不同的刺激之间快速转移注意力。圣迭戈医学院的埃里克·库尔切斯内和他的同事们发现孤独症患者不能快速地将注意力从视觉任务转移到听觉任务上。加拿大的安·温赖特·夏普（Ann Wainwright Sharp）和苏珊·布赖森（Susan Bryson）的进一步研究表明，孤独症患者大脑快速处理传入信息的能力存在根本性的损伤。

当两个人同时说话时，我很难把一个声音屏蔽掉而听另一个声音。我的耳朵就像麦克风一样，以同样的强度接收所有的声音。大多数人的耳朵就像高度定向的麦克风，只能接收被指向的人发出的声音。在嘈杂的地方我听不懂别人说话，因为我不能屏蔽背景噪声。当我还是个孩子的时候，亲戚们吵吵嚷嚷的聚会让我难以忍受，我会因此而失控，大发脾气。当所有制造噪声的人都走了以后，生日聚会成了一种折磨。我母亲意识到我很难适应喧闹的聚会，但她不知道为什么。幸运的是，我上小学时的教室很安静，所有的学生都在完成相同的任务。如果我和 30 名学生在一个开放的教室里做 10 个不同的项目，我就会淹没在混乱的嘈杂声中。

最近，科罗拉多州立大学电气工程系的琼·伯利（Joan Burleigh）给我做了一项非常复杂的听力测试。她利用自己在语言病理学方面的专业知识，并结合当地的工程师的电子技术，开发出了一项测试。这项测试能够确定人们在多大程度上患有和孤独症相关的听力问题。孤独症患者在接受标准测试时，听力通常似乎正常。标准测试衡量的是他们听到微弱纯音的能力。我在接受这样的测试时听力正常，只是在处理诸如口语等复杂的声音时存在问题。

我在琼·伯利的测试中有两部分做得很差，这两部分测试的都涉及同时听两段对话的能力。在第一个测试中，我一只耳朵听到一个男人说一句话，另一只耳朵听到一个女人说另一句话。我被要求忽略其中一句话而重复另一句话。这个任务很艰巨，我只答对了 50% 的句子。正常人几乎 100% 正确。在接下来的测试中，我的一只耳朵听到两个不同的声音同时说着不同的句子。我被要求忽略一个声音，说出另一个人说了什么。我的左耳比右耳差很多。我左耳的成绩只有正常人的 25%，而右耳是正常人的 66%。这些测试非常清楚地表明，我以一个声音为背景处理和关注另一个声音的能力严重受损。在一些句子中，我只能分辨一两个单词，而且通常是从句子中间。

琼·伯利做了第三个测试，被称为双耳融合测试。结果显示，我的两只耳朵在对声音输入计时方面存在明显缺陷。在这个测试中，一个单词经过电子手段被分割，高频的声音传到一只耳朵里，低频的声音传到另一只耳朵里。当这个单词的低频部分传到我的右耳时，我的正确率达到 50%。当低频信号传到我的左耳时，我变成了功能性失聪，只答对了 5% 的单词。我把"woodchuck"（土拨鼠）听成了"workshop"（车间），把"doormat"（门垫）听成了"floor lamp"（落地灯），把"padlock"（挂锁）听成了"catnap"（打瞌睡），把"therefor"（因此）听成"air force"（空军），把"lifeboat"（救生艇）听成了"lightbulb"（灯泡）。在考试的时候，我知道"catnap"和"floor lamp"是错误的，但是我认为"workshop"和"lightbulb"是正确的。我经常根据上下文来猜词。如果我做的题时关于设备设计项目的，我知道一个工程师可能在谈论一个车间而不是土拨鼠。

伯利博士对其他孤独症患者进行了测试，他们都表现出同样的听力缺陷。她已经能够通过在受损最严重的耳朵里放置一个可以过滤特定频率的耳塞，来改善一些有听觉处理障碍的人的听力。她向我解释说，我在处理语言时遇到的各种问题表明，我的脑干有缺陷，可能还有胼胝体的缺陷。胼胝体是一束神经元，它让大脑的两个半球能够交流。脑干是一个中继站，它把来自耳朵的信息发送到大脑的思维部分。

在这些测试中使用的某些技术已经有 20 多年的历史了，但是没有人在孤独症患者身上使用这些技术，这主要归因于很多过时的想法。与电气工程师们一起工作，帮助伯利博士以一种新的视角看待感官处理。孤独症儿童教育领域的专业人士在很大程度上忽视了感官问题，而倾向于行为理论。加州大学洛杉矶分校的爱德华·奥尼茨（Edward Ornitz）和彼得·坦圭（Peter Tanguay）在 10 多年前记录了孤独症儿童脑干的异常。1985 年，奥尼茨博士在《美国儿童精神病学学会期刊》（*Journal of the American Academy of Child Psychiatry*）上发表了一篇关于孤独症感官处理问题的科学文献的重要综述。他指出，孤独症患者对不同的刺激要么反应过度，要么反应不足。他还指出，他们的一些缺陷可能是由扭曲的感官输入造成的。但他的重要论文被教育工作者忽视了，他们当时完全接受了行为矫正方法，忽视了感官问题的影响。

与严重的孤独症患者相比，我的听觉问题非常轻微。有些人已经完全或几乎完全丧失了理解语言的能力。另一些人的听觉则尤其敏锐，以至于连日常的噪声都完全无法忍受。曾有人说，雨听起来像枪声；另一些人则声称，他们听到血液从血管中喷涌而出，或是整个教学楼里的每一个声音。他们的世界是一片混乱的噪声。一位女士说，即使她戴着耳塞和工业隔音罩，也无法忍受婴儿的哭声。这些症状与在事故中脑干受伤的人相似，其中一些人甚至无法忍受哪怕是微乎其微的噪声或强光。某些类型的头部损伤产生的症状在一定程度上类似于孤独症的听觉问题。一个在暴乱中被击中头部的女孩告诉我，她的听觉问题和我的相似，都无法忽视令人分心的背景噪声。当我闭上耳朵开始做白日梦的时候，我有时会出现轻度的听觉失灵。如果我努力工作来集中注意力，我可以防止这些失误，但是当我疲惫的时候，就更有可能听觉失灵。现在我可以控制它了，但是一个听觉处理困难的人可能无法获得这种控制能力。

患有孤独症的年轻人达伦·怀特（Darren White）写道，他的听力断断续续地减弱了。有时声音很大，有时很柔和。他在《医学假说》（*Medical Hypothesis*）杂志上描述了这种感觉："我耳朵玩的另一个把戏是改变我周围声音的音量。有时其他孩子对我说话，我几乎听不见，有时他们的声音听起来像子弹。"其他听力问题还包括耳朵里的嗡嗡声。我有时在耳朵里能听到我的心跳声，或是会听到一种伴随着电视信号测试的电子噪声。

有些孤独症儿童不注意口语。简·泰勒·麦克唐奈写道，她两岁的儿子无法对简单的口头命令做出反应。他必须通过观察人们的手势和房间里的东西来弄清楚他们想要什么。有言语模仿能力的孤独症儿童通过重复别人说过的话来帮助自己理解；唐娜·威廉姆斯说，如果她不重复那些词语，她就只能听懂 5% ~ 10% 的内容。有言语模仿能力的儿童似乎有严重的语言感知问题。在《某处某人》（*Somebody Somewhere*）一书中，唐娜写道："当我还是个孩子的时候，我就一直模仿别人的言语，很难理解语言的目的和意义。"她很难感知到词汇、语调和音调其实是一个整体。当她年轻的时候，她认为一个声音的语调就是词汇。如果她听到语调，她就听不见词语。

特蕾泽·诺利夫也运用言语模仿来帮助她学习语言。在 1992 年 12 月由英国全国孤独症协会出版的《沟通》（*Communication*）杂志上，她解释了当有人跟她说话时，她通常会忘记开头几句话，因为她需要一段时间才能意识到有人在说话。她花了很长时间才弄明白言语的目的。当她年轻的时候，言语和其他声音一样没有什么特别的意义。为了了解言语的意义，她必须看到写在纸上的文字。看到这些文字后，她开始在言语中识别它们。

吉姆·辛克莱也不得不领会说出来的话语是有意义的。他在《高功能孤独症患者》（*High-Functioning Individuals with Autism*）一书中描述了所经历的困难，他解释说："语言治疗只是一堆毫无意义的练习，为了一些无法理解的原因重复一些毫无意义的声音。我不知道这是一种与他人交流思想的方式。"

一些不会说话的人无法发展语言，很有可能是因为没有足够的言语进入他们功能失调的听觉系统。日本德岛大学医学院的琼·伯利的听觉测试和日本科学家最近的研究都表明，脑干功能异常至少是导致言语理解出现一些问题的原因。桥本（Hashimoto）博士和他的同事们发现，不会说话的孤独症患者的脑干比正常人的小。此外，爱尔兰贝尔法斯特女王大学的 D. G. 麦克利兰（D. G. McClelland）和他的同事们也发现，所谓的低功能孤独症患者在接受一项旨在判定脑干传输神经脉冲能力的测试时，显示脑干功能异常。

治疗师从经验中了解到，有时不会说话的孩子在开口说话之前能学会唱歌。对一些人来说，用来唱歌的大脑回路可能比用来说话的更正常。也许歌曲的节奏有助于稳定听觉处理，并屏蔽干扰的声音。这也许可以解释为什么一些孤独症儿童把商业广告作为一种交流的尝试。视觉线索与哼唱出的口号的搭配，给人一种有节奏的视觉印象。特蕾泽·诺利夫的父母告诉她，当她还是个孩子的时候，每当播放某些音乐时，她就会说话。我过去常常自己哼着歌来屏蔽烦人的噪声。

视觉问题

有些人有非常严重的视觉处理问题，视觉可能是他们最不可靠的感觉。一些不会说话的孤独症患者在一个陌生的地方会表现得好像他们是盲人一样，而另一些人则有视觉失调和白化的问题，也就是视觉完全关闭。在一片白茫茫中，他们看到了雪，就好像他们被调到了一个空闲的电视频道。几个视力正常的孤独症患者告诉我，他们对深浅的感知有问题，下楼有困难。人的眼睛和视网膜通常功能正常，他就可以通过眼睛检查。这个问题出现在大脑处理视觉信息的过程中。

当我还是个孩子的时候，我就被明亮的颜色和能给人带来视觉刺激的运动的物体所吸引，比如风筝和飞机模型。我喜欢条纹衬衫和荧光漆，我喜欢看超市的滑动门来回移动。当我看着门的边缘穿过我的视野时，我的后背会感到一阵愉快的寒意。轻微的感官处理缺陷增强了我对某些刺激的吸引力，而更严重的感官处理缺陷可能会导致另一个孩子害怕并避免同样的刺激。孤独症患者在进行眼神交流时所遇到的一些问题，可能仅仅是对他人眼球运动的不耐受。一位孤独症患者报告说，看着别人的眼睛很困难，因为他们的眼睛不能保持静止。对于许多孤独症患者来说，人脸识别也存在一定的问题。

我经常陷入尴尬的境地，因为除非我见过他们很多次，或者他们有非常明显的面部特征，比如大胡子、厚眼镜或奇怪的发型，否则我记不住他们的面孔。患有孤独症的芭芭拉·琼斯（Barbara Jones）告诉我，要记住一张脸，她必须见这个人 15 次。芭芭拉在实验室工作，在显微镜下识别癌细胞。她识别模式的能力使她成为实验室里最好的技术人员之一。她的视觉能力使她能够立即发现异常细胞，因为它们会在她面前跳出来。但有证据表明，面部识别涉及的神经系统与那些用于观察建筑物等物体图像的神经系统不同。艾奥瓦大学医学院的安东尼奥·达马西奥（Antonio Damasio）报告说，枕叶前部和颞叶联合皮质受损的病人可能无法识别一个人的脸，但他们可以识别他的声音。这些病人还可以通过其他视觉信息（如步态或姿势）准确地识别一个人，即使他们不能识别他的脸。幸运的是，那些很难辨认出一张特定面孔的人，能够很容易地辨别出一张人的面孔和一只狗的面孔。

荧光灯对许多孤独症患者造成了严重的问题，因为他们可以看到荧光灯每秒闪烁 60 次。一些孤独症患者能够看到家用电器每秒开关 60 次这一现象。闪烁的问题涵盖从过度的眼睛疲劳到看到一个房间的开关。教室里的荧光灯对唐娜·威廉姆斯来说是个大问题。所有的东西都反射回来，房间看起来像一幅动画片。在一间黄色墙壁的厨房里，荧光灯照得她睁不开眼。还有一些情况是，事物消失了，并且失去了它们的意义。唐娜描述了快速穿过一个大厅的情景："很明显，这个大厅并不存在。我看到了它呼啸而过的形状和颜色。"当她的视觉系统完全因为刺激而变得超负荷时，视觉感知的所有意义都失去了。

扭曲的视觉图像也许可以解释为什么一些孤独症儿童喜欢外围视觉：当他们从眼角往外看时，可能会得到更可靠的信息。一位孤独症患者报告说，他从侧面看得更清楚，如果他直视事物，反而看不到它们。

嗅觉和味觉

许多孤独症儿童喜欢闻东西，而嗅觉可能比视觉或听觉更能提供关于周围环境的可靠信息。加拿大多伦多日内瓦孤独症中心的尼尔·沃克（Neil Walker）和玛格丽特·蕙兰（Margaret Whelan）对 30 名成人和儿童的感官问题进行了调查。80% ~ 87% 的人报告说他们对触摸或声音过于敏感。86% 的人有视觉问题。然而，只有 30% 的人报告说在味觉或嗅觉方面过于敏感。

许多孤独症儿童很挑剔，只吃特定的食物。他们的饮食问题通常有感官上的原因。他们无法忍受食物的质地、气味、味道或声音。我讨厌任何黏糊糊的东西，比如果冻或未煮熟的蛋清。许多孤独症儿童讨厌松脆的食物，因为咀嚼时声音太大。肖恩·巴伦（Sean Barron）在《男孩肖恩：走出孤独症》（*There's a Boy in Here*）中写道，他对食物的质地非常敏感，只吃清淡的食物——麦片粥是他最喜欢的食物之一，因为它"非常清淡"。对一些人来说，有强烈气味或味道的食物会让过于敏感的神经系统难以承受。据尼尔·沃克报道，曾经有人因为受不了草坪的气味而拒绝在草坪上行走。有几个孤独症患者告诉我，他们通过气味来记忆人，还有一个人说，他喜欢安全的气味，比如锅碗瓢盆的味道，他把这些气味与他的家联系起来。

感官混合

在有严重感觉处理缺陷的人身上，视觉、听觉和其他感官会混合在一起，尤其是当他们感到疲倦或心烦意乱的时候。加拿大安大略省教育研究所的劳拉·塞萨罗尼（Laura Cesaroni）和马尔科姆·加伯（Malcolm Garbe）采访了一名患有孤独症的 27 岁男性研究生。这名研究生描述说，当他的感觉通道被混淆时，他的听觉和视觉同时出现困难。声音以颜色的形式出现，而触摸他的脸会产生一种声音般的感觉。唐娜·威廉姆斯把自己描述成一个单声道，换句话说，她不能同时看和听。当她听别人说话时，视觉输入就会失去意义。她听朋友说话时，看不见一只猫在她腿上跳。与面对面的会谈相比，她应对电话交谈更加得心应手，因为分散注意力的视觉输入消除了。其他孤独症患者也表示，手机是一种首选的社交方式。

有严重感官问题的人很难弄清现实是什么。特蕾泽·诺利夫就孤独症引起的感官问题所造成的混乱进行了如下精简的总结：

> 对孤独症患者来说，现实是一系列令人困惑的相互作用的事件、人、地方、声音和景象。任何事情似乎都没有明确的界限、秩序或意义。我生命中的大部分时间都花在试图弄清每件事背后的模式上。设定规则、时间、特定的路线和仪式都有助于让混乱不堪的生活变得有序。

吉姆·辛克莱也报告了感官混合问题。视觉是他最弱的感官，有时当电话铃响时，他不得不停下来，想一想是什么在响。吉姆用计算机技术的语言解释了他的问题："我遇到了一个接口问题，而不是核心处理问题。"

唐娜·威廉姆斯觉得这个世界让人摸不着头脑，她必须不断努力，从自己的感官中寻找意义。当她放弃寻找意义时，她会让自己的注意力游离到支离破碎的模式上，这些模式是有趣的、催眠性的，也很安全。在《某处某人》一书中她写道："这是孤独症美好的一面。这是监狱的避难所。"有严重感官处理问题的人在受到过度刺激时也会完全停止工作。

许多治疗师和医生将孤独症患者的感知问题与精神分裂症患者的错觉和幻觉混淆，但真正的精神分裂症患者的错觉和幻觉遵循不同的模式。孤独症的幻想与幻觉容易混淆，但孤独症患者知道它们是幻想，而精神分裂症相信它们是现实。孤独症患者不会报告说他们经历了与精神分裂症联系在一起的经典错觉，比如说相信联邦调查局在他们的大脑里植入了一个无线电传输器，抑或是认为自己是英格兰国王亨利八世。大多数孤独症患者的问题是，他们没有意识到他们的感官处理是不同的。当我不能忍受粗糙的衣服或巨大的噪声时，我认为其他人比我更好更强大。在我开始服用抗抑郁药丙咪嗪后，我的感官敏感问题变得不那么麻烦了。我的感官仍然很容易受到过度刺激，但药物能平息我对刺激的反应。

在《奇迹之声》（Sound of a Miracle）一书中，乔吉·斯泰利（Georgie Stehli）描述了她的生活发生了怎样的变化。当时，一种名为贝拉尔听觉训练的程序大大降低了她对声音的敏感度，令人难以置信。对她来说，不再害怕海滩上冲浪发出的声音是一种解脱。听觉训练包括听两段音乐，每段 30 分钟随机播放一次，持续 10 天。音乐播放器还包含过滤器，以屏蔽让听觉过度敏感的频率。尝试该训练项目的人，大约有一半人的声音敏感问题减轻了。对一些人来说，它减少了耳朵里的嗡嗡声和其他噪音。它不能治愈孤独症，却能产生有益的效果。

唐娜·威廉姆斯得益于爱伦有色眼镜。这种眼镜可以滤除恼人的色彩频率，使她有缺陷的视觉系统能够处理强烈的色彩对比。这种眼镜止住了视觉感知的断裂。她现在能看到整个花园，而不是零星散布的花。汤姆·麦基恩的视觉处理问题虽没那么严重，但他发现，戴一副略带紫色的铁锈色眼镜可以阻止高对比度区域的震动。另一位视力有轻微问题的女性也得到了玫瑰色眼镜的极大帮助。她的深度知觉增强了，现在她可以在晚上开车了。普通的棕色太阳镜也对一些人有帮助。

对于大多数孤独症患者来说，很可能存在连续的视觉和听觉处理问题，如从一端支离破碎、割裂的图像到另一端的轻微异常。轻微的视觉处理异常可能会让孩子被色彩对比鲜明的物体所吸引，但更严重的异常则会导致孩子回避这些物体。有色眼镜和贝拉尔听觉训练并不能帮助所有人。这些感官训练方法可能有价值，但都不能治愈孤独症。

当我意识到我的感官问题并不是我的弱点或缺乏个性的结果时，这是一种启示，也是一种幸运的解脱。当我十几岁的时候，我意识到我不善社交，但我没有意识到我的视觉思维方式和我过于敏感的感官是我在与他人交往和互动时遭遇困难的原因。许多孤独症患者知道他们有一些与众不同的地方，但他们不知道那是什么。我只是在阅读了很多书，仔细询问了很多人的思维和感觉过程之后，才充分了解到我的差异。我希望，随着越来越多的教育工作者和医生了解这些差异，更多的孤独症儿童将在更小的时候从可怕的孤立中得到帮助。

感觉统合

加州职业治疗师让·艾尔斯（Jean Ayres）开发了一种名为"感觉

统合"（sense integration）的治疗方法，对大多数孤独症儿童非常有帮助。它既能帮助语言能力强的孩子，也能帮助语言能力差或说不出任何有意义话语的孩子。它对降低触摸敏感度和平复神经系统特别有用。这种疗法的两个主要组成部分是深层压力的应用，以及让孩子坐在每分钟摇摆 1 ~ 12 次的秋千上接受缓慢的前庭刺激。作为一项游戏，荡秋千很有趣。治疗师应该积极鼓励孩子在秋千时说话和社交，绝不能强迫。轻柔的摆动有助于稳定异常的感官处理。

把孩子们放在大枕头下，或者把他们卷在厚重的体操垫上，就能很容易给他们身体的大部分施加舒适的深度压力。如果每天做两次，每次 15 分钟，这些方法是最有效的。这些事情需要每天都做，但不必一做就是好几个小时。根据孩子们的焦虑水平，有些孩子需要经受深度压力或一整天的摇摆。当他们变得过度兴奋时，利用这种压力可以让他们平静下来。另一种让多动症孩子平静下来的有效物品，是软垫加厚背心。为了帮助孤独症儿童在晚上睡觉，一个舒服的木乃伊式睡袋能为他们带来舒适和压力。

当我制造我的挤压机、汤姆·麦基恩制作他的压力服时，我们没有意识到，我们各自正在发明一种治疗方法，而这种疗法现在已经帮助了许多孩子。孤独症患者的许多行为似乎很奇怪，但它们是对扭曲或过于强烈的感官输入的反应。观察这些行为，可以为潜在的感官问题提供线索。一个让手指在自己眼前不断晃动的孩子可能有视觉处理问题，而把手放在耳朵上的孩子可能是因为他们的听力高度敏感。

通过按摩身体和用柔软的外科磨砂刷抚摸，也可以降低孤独症儿童的触摸敏感度。重要的是，要使用相对坚实的压力，这能起到平复的作用，也能让人感觉更舒服。必须避免轻微的呵痒，因为它会在孩子不成熟的神经系统中引发恐惧。一个好的治疗师应该是温和而又坚定的，逐渐地使神经系统对触摸失去敏感性。决不能对孩子进行强迫性的触摸，但治疗师必须坚持触摸这种治疗方式，否则就不会有任何进展。

当大脑还在发育的时候，感觉统合方案可能对非常年幼的孩子影响最大。当婴儿刚开始变得僵硬和退缩时，触摸和抚摸他们也是有帮助的。这些练习对幼儿效果最好，对成人也有帮助。据汤姆·麦基恩报道，用软毛刷用力地刷他的皮肤可以暂时缓解他的身体疼痛。唐娜·威廉姆斯告诉我，她讨厌用刷子刷自己的身体，但这有助于统合她的感官，让她能够同时看到和听到。不知何故，刷牙能帮助她整合来自不同感官的信息。当第一次使用压力或摩擦刺激时，孩子可能会抗拒，但逐渐地，神经系统会变得不那么敏感，孩子也会很享受最初拒绝的触摸。

当我开发我的挤压机时，我设计它是为了增强被拥抱的感觉。现在，如果我突然反抗，就不能把我的头从柔软的颈部衬垫开口处拉出来。为了打开门闩，我必须放松，身体向前倾。我从来没有被锁在机器里，但我不能突然挣脱这种令人舒缓的压力。在任何时候，我都能控制施加在身体上的压力。新的设计使我完全屈从于被抱着的温柔感觉。

芝加哥复活节海豹治疗学校（Easter Seals Therapeutic Day School）的玛格丽特·克里登（Margaret Creedon）已经成功地将这种挤压机用于幼儿。经过几个月的时间，每个孩子都逐渐学会了忍受这种压力，直到他能享受五分钟或更长时间。大多数孩子喜欢趴着躺在机器里。他们从不强迫自己使用它，而且他们总是自己控制压力的大小。研究人员发现，每天使用挤压机超过五分钟的儿童比不使用挤压机的儿童更平静，抑制自动反应的能力也更强。他们在机械问题解决测试中也表现得更好。帮助孤独症儿童满足人类最基本的需求——给他们施以触摸的舒适感，就像驯服一只动物。起初他们会抽离，但后来他们发现触摸的感觉很好。

更新：感官处理问题

在过去的 10 年里，我做了一些额外的听觉处理测试，其中有一项测试我竟然没能通过，这让我很震惊。在一项测试中，我被要求区分两个短音之间的音高差异，这两个短音之间间隔了半秒。我不能完成这个任务，因为我听到的是一个连续的声音。娜塔莉·博达尔特（Nathalie Boddaert）和她在法国的同事使用正电子断层影像扫描仪，以确定孤独症患者大脑中处理复杂声音的部分存在异常。一些孤独症儿童不能学会说话的一个原因是，他们听辨细节的能力较差。即使孩子能够通过简单的纯音听力测试，他也可能听不到单词中的辅音。我的言语指导老师通过清晰地发出辅音，帮助我听清词语。例如 cup，她会说成 ccc-u-ppp。听觉细节和听觉阈值（感知微弱声音的能力）是两个不同的过程。一些不会说话的孤独症患者可能只听到了元音。

孤独症和阅读障碍患者的另一个问题是注意力转移缓慢。在吸引他们注意力的两种不同事物之间来回切换要花更长的时间。例如，如果手机响了，正常人的注意力会被分散一小段时间，但是孤独症患者需要更长的时间来转移注意力。在教室里分心可能会使孤独症患者听不清一个句子的头几个单词。

仿说

甄别听觉细节有困难的孩子经常会重复电视上的广告和视频，这就是仿说。如果孩子能背诵出一则完美的广告，那么父母和老师应该感到高兴，因为这说明孩子的大脑中有处理言语的程序。电视广告首先被学会的原因，是广告词的语调和发音一成不变。

儿童时期有仿说症状的成年人报告说，当他们背诵广告时，他们不知道这些词有意义。他们认为语气就是交流。必须有人教会他们，这些词语是有意义的。名词抽认卡可能会很有效。具体方法是：将一个物体的图片（如杯子）和代表这个物体的单词"cup"印在卡片的同一面。在老师举起每张卡片时，孩子可以在听到老师读单词的同时看到图片和单词。如果孩子说了诸如果汁之类的词，就给他果汁。如果他说勺子，而你知道他其实想要果汁，那么也不要纠正他，给他一个勺子。他必须学会一个单词和某些物体之间的联系。

听觉训练

关于使用听觉训练来降低对声音的敏感度和提高甄别听觉细节的能力，存在很多争议。这些方案各有不同，但在所有的方案中，人们都经电子技术加工过的音乐。这种音乐听起来像老式的唱机，时而明快，时而舒缓。

一些研究表明听觉训练是有效的，而另一些研究则不然。这可能是由于不同的孤独症患者大脑的连接问题存在巨大差异。幸运的是，澳大利亚皇家儿童研究所的辛哈（Sinha）博士对大量相关文献进行了回顾，结果表明听觉训练是安全的。然而，音乐不能放得太大声。来自父母和孤独症患者的报告表明，听觉训练可能对一些人有帮助。另一种降低声音敏感度的方法是，记录火灾警报或其他伤害孩子耳朵的声音，然后把音量大幅调低，让孩子听回放。务必让孩子控制音量和打开声音。孩子们在开始时调节的声音更容易被接受，往后音量可以逐渐调高。

视觉问题补充

孤独症谱系上的许多人都难以忍受荧光灯。对他们来说，房间将像迪斯科舞厅一样闪烁不定。在办公桌旁边放一盏老式白炽灯可以减少闪烁效果。患有孤独症、阅读障碍和其他学习障碍的人通常更喜欢使用平板式的电脑屏幕，因为它比电视型的显示器闪烁的频率低。最好的平板式电脑屏幕要么是笔记本电脑，要么是非常薄的台式机显示器。要避免使用装有荧光灯的台式平板电脑屏幕。

有视觉处理问题的孩子经常会从他们的眼角向外看。他们这样做是为了看得更清楚。他们经常害怕自动扶梯，因为他们很难判断如何上下扶梯。如果怀疑有视觉处理问题，就应该带孩子去找眼部发育验光师做检查。这是一类特殊的眼科医生，他们可以提供治疗和训练，来帮助这些孩子处理大脑内部的问题。在这些孩子中，许多人的眼睛本身是正常的，但大脑中的线路缺陷导致了这个问题。

英国研究人员对有视觉处理问题的人使用彩色覆盖层和有色眼镜来改善阅读展开了广泛的研究，结果发现，这些方法通常很有助益选择他们自己喜欢的颜色。美国的一项研究表明，戴有色眼镜没有明显的效果。之所以会出现如此糟糕的结果，可能是因为每个人都被赋予了相同颜色的眼镜。

我有一个阅读困难的学生，她有严重的视觉处理问题。当她试着阅读时，书上的字似乎在蠕动。佩戴有色眼镜，并把她的作业印在黄褐色的纸上以降低对比度，都提高了她的阅读和写作组织能力。在我的畜牧设备设计课上，1% ~ 2% 的普通大学生存在视觉处理问题。这些学生根本不会画画。他们不知道如何徒手画一个半圆，并把圆心放在正确的位置。当我问他们时，他们说他们看到了波浪。我总是告诉他们有色眼镜的事，他们中的一些人向我反馈说有色眼镜很有帮助。一些学生去了太阳镜店，试着佩戴许多不同的浅色眼镜阅读一本书，直到他们发现了一种能使印刷文字停止抖动的颜色。处方老花镜可以根据客户的需求自定首选的颜色。伊伦中心可以帮助人们找到效果最好的准确色度。

大脑系统分化

当我见到蒂托·穆霍帕德海耶（Tito Mukhopadhyay）的时候，他看起来就像一个典型的不会说话的低功能孤独症少年。他走进房间，抓起一本杂志，闻了闻。他的母亲不断鼓励他集中注意力，教他在键盘上打字。他是真正独立完成打字的，在他打字的时候没有人碰他。他必须在键入每一个简短的句子后得到提示，这样他就可以继续专注于手头的任务，并防止他在房间里跑来跑去。为了确保他没有使用事先听过的短语，我请蒂托给我描述一张他从未见过的照片。这张照片来自一则广告，广告上有一个名宇航员骑在马上。蒂托马上打出了"阿波罗 11 号在马上"这一行字。这使我确信，蒂托并没有得到他母亲的暗示。蒂托对自己的思维和感觉的描述表明，他大脑中的不同子系统并没有协同工作。他写了一些关于思考本身和行动本身的内容。当我询问他关于视觉感知的问题时，他在电脑上写道，他看到了颜色、形状和运动状态的碎片。他不能同时听和看。

在正常的视觉系统中，大脑有处理颜色、形状和运动状态的回路。

这些回路必须一起工作才能产生稳定的图像。蒂托关于如何看待事物的描述，可能表明这些系统是独立工作的。他的描述可能还表明，他的大脑的某个局部系统正在工作，但不同大脑区域之间的连接高度异常。我问蒂托在他学会打字之前生活是什么样子。他打出一个词——空白。蒂托的作品比很多孤独症/阿斯佩格综合征患者的作品更有情感。我观察到，有时情绪在那些感觉处理不完整或语言表达能力较差的人身上更为正常。蒂托的成就表明，一些看起来功能低下的人，其实隐藏着健全的大脑。很可能许多不会说话的孤独症患者没有蒂托的能力。这取决于大脑的哪些回路连接在一起。

深度压力

治疗师发现，让一个孩子卷进垫子里或把他放在枕头下，给他施加深度压力，可以让他的神经系统平静下来。如果在孩子承受深度压力时进行离散实验训练（应用行为分析）和言语治疗，有时会更有效。这种镇定作用可以帮助神经系统更好地感知语言。这些孩子的大脑中有很多就像微弱的手机信号一样，说出的话断断续续。

带软垫的加重背心施加的压力可以帮助多动症儿童安静地坐着。为了达到最好的效果，背心应该穿在身上 20 分钟，然后脱掉 20 分钟。使用加重的毯子来施加舒缓的压力常常有助于睡眠。史蒂夫·埃德尔森（Steve Edelson）和他在圣迭戈孤独症研究所的同事发现，挤压机具有镇静作用。

一项针对因恐惧而咬人的大丹犬所做的惊人实验表明，深度压力能让人平静下来。南希·威廉姆斯（Nancy Williams）和彼得·博切尔特（Peter Borchelt）把好斗的大丹犬放在一个装满谷物的盒子里，给它们全身施加压力。狗的头从一个有衬垫的开口伸出来。当狗在盒子里的时候，其他的狗和陌生人被带到它们面前。这种有镇定作用的压力减少了大丹犬攻击性的咆哮或咬人的企图。经过几个月的治疗，这只狗的行为得到了改善。压力减轻了狗的焦虑。这项实验表明了压力的镇定作用。当压力被用于孤独症患者身上时，它应该作为一项有趣的活动来进行，而不是强迫他们去做。

为什么感官问题的研究进展迟缓

令我沮丧的事实是，一些教师和治疗师仍然没有认识到感官的重要性超过情感。他们一定很难想象一种完全不同的方式来感知这个世界，那里的声音和光线都非常强烈。人们不禁要问，如果一个孩子对声音如此敏感，为什么他自己的尖叫声不会打扰他？原因是，声音敏感只发生在特定的音高，且孩子之间存在差异。幸运的是，现在有更多关于感官问题的书籍面世。加州大学戴维斯分校精神病学系的萨莉·罗杰斯等人的研究清楚地表明，孤独症儿童有异常的感官反应。与其他发育异常的儿童相比，他们更有可能对味觉和嗅觉产生异常反应。那些每次走进大型超市就会尖叫和发脾气的人，他们的感官过度敏感问题最为严重。他们可能会觉得自己置身于摇滚音乐会上的扬声器和灯光秀之中。当一个人疲劳时，感官超负荷的问题会变得更糟。这些人需要一个没有荧光灯和不受干扰的安静环境来学习。

有必要研究一下孤独症儿童和成人大脑功能的差异。如果能够识别出大脑中连接错误的区域，那么就可以针对该区域进行治疗。大脑连接的异常很可能在个体之间有很大的差异。一个人可能有视觉处理问题，另一个人可能没有。

第4章 学习共情：情感与孤独症

要有温柔的情感，就必须体验温柔的身体安慰。当我的神经系统学会忍受来自挤压机的舒缓压力时，我发现这种舒适的感觉让我成为一个更善良、更温柔的人。在我得到安慰之前，我很难理解善良的含义。直到我使用了改装过的挤压机，我才学会如何轻轻地抚摸猫。它之前常常从我身边跑开，因为我把它抱得太紧了。许多孤独症儿童把宠物抱得过紧，他们对如何接近他人或被他人接近有一种不相称的感觉。在我体验到被抱着的那种抚慰的感觉后，就能把这种感觉传递给猫了。当我变得更温柔时，猫便开始和我待在一起，这件事帮助我理解了互惠和温柔的概念。

从我开始使用挤压机的那一刻起，就明白了它给我的感觉是我需要培养的一种对他人的情感。很明显，愉悦的感受是与关爱他人联系在一起的。我年轻时无法忍受身体的安慰，发明了一种机器，它可以施以我渴望的舒心和宽慰的亲近感。如果我没有建造挤压机并坚持使用它，我就会像石头一样坚硬无情。被拥抱的放松的感觉会洗尽消极的想法。我相信大脑需要接受舒适的感官输入。温柔的触摸让我学会了什么是善良。

在我真正触摸到牛之前，我一直是理性地思考它们的问题。直到1974年，我在斯威夫特肉类加工厂和饲养场把我的手放在它们身上之后，我不再是一名态度中立的科学家了。当我把我的手放在牛的身体一侧时，我能感觉到它是紧张、生气，还是放松。当我把手紧紧地压在牛身上时，它们则不会退缩，随后的触摸产生了一种镇静的效果。触摸不仅会让牛放松，而且会让我更贴近它们的世界。

人们需要触摸动物来与它们交流。我仍然清楚地记得我在亚利桑那州阿灵顿饲养场应对牛群的经历。我们通过操作挤压溜槽的滑道给它们接种疫苗。当我打针时，我总是把手放在牛背上，这对我有镇静的作用。这种平静似乎是相互的，因为当我平静的时候，牛也会保持平静。我想它们意识到了这一点，每头牛都静静地走进了溜槽。我在心里暗示牛放松，这样它的头就不会撞上轭。一切都很平静，突然挤压溜槽的一侧断裂，撞翻了一个水桶。那天下午接下来的时间，我和牛儿们都慌乱不已，我给牛施加的咒语被解除了。

施加身体压力对人和动物也会产生类似的作用。压力会降低触觉敏感。例如，轻轻地按压小猪的身体会让它睡着，驯马师发现按摩可以让马放松。孤独症儿童和一匹受惊的马的反应是相似的。两者都会猛烈攻击和踢打其接触到的任何东西。野马可以在压力下变得不敏感并能够放松下来。最近我看了一个用于驯服野马的压力装置的演示。用于展示的那匹马是被一名牧场主卖掉的，因为它不让人骑，当人们走近时，它会踢人，用后腿直立。压力装置对它的神经系统的作用与我的挤压机相似。压力帮助这匹受惊的马克服了对被触摸的强烈恐惧。

这台机器是由亚利桑那州普雷斯科特市的罗伯特·理查森（Robert Richardson）制造的，在对马施加压力时，该机器利用沙子让马无法移动。这匹野马被安置在一个类似于马车的狭窄马厩里，两匹温顺的马在相邻的马厩里陪伴着它，因为野马独处时会惊慌失措。马头从马厩前面的一个有衬垫的开口中伸出来，后面的推门阻止了它后退并把它的头拉进去。从头顶上的一个漏斗里流出的沙子顺着马厩的墙壁往下流，慢慢地填满了马厩，直到沙子到了马背的位置，马才感觉到沙子的存在。缓慢地施加压力最能使马平静下来。当沙子升高到它的腹部时，它会轻微地抽搐了一下，但随后它似乎放松了下来。它的耳朵支棱着，这是害怕或进攻的表现，它从来没有试图咬任何人。它对周围的环境既警觉又好奇，就像马厩里的一匹普通的马。尽管它的身体现在已经完全被埋住，但仍可以自由地移动它的头。最终，它允许人们触摸它的脸，摩擦它的耳朵和嘴。曾经无法忍受的触摸，现在可以容忍了。

15 分钟后，沙子通过地板上的格栅排走。这匹马现在可以忍受别人碰它身体的其他部位了。压力的作用持续了 30 分钟到一个小时。在这段时间里，马学会了更加信任人，并把触摸作为一种积极的感觉来体验。

在基本的生理水平上，轻柔触摸是有效果的。英国剑桥大学的巴里·凯弗恩（Barry Keverne）和他的同事发现，给猴子梳理毛发会刺激其大脑中内啡肽水平的增加，而内啡肽是大脑自身的麻醉剂。日本研究人员发现，皮肤受到的压力会使肌肉放松，使动物昏昏欲睡。摩擦猪的身体时，它们会翻身，并让人挠它们的肚子。动物有很强烈的感受触摸的动机。哈利·哈洛（Harry Harlow）著名的猴子实验表明，与猴妈妈分离的小猴子需要一个柔软的表面来依附。如果一只小猴子被剥夺了与真正的母亲或母亲替代品的接触，比如哈洛给它的柔软蓬松的油漆滚筒，那么它未来情感的能力就会减弱。动物宝宝们需要触摸和安抚的感觉，需要正常的感官体验才能正常发育。哈洛还发现，轻柔地摇晃有助于防止与母亲分离的小猴子出现不正常的、类似孤独症的行为。每位家长都知道，摇床能让脾气暴躁的宝宝平静下来，孩子和大人都喜欢摇床。这就是摇椅和摇马仍然很畅销的原因。

  曾在 20 世纪 70 年代占主导地位的孤独症理论把责任归咎于"冰箱妈妈"，说妈妈对孩子的排斥导致了孤独症。心理学家布鲁诺·贝特尔海姆（Bruno Bettelheim）的理论因他的著作《空堡垒》（*The Empty Fortress*）广为流传，他认为心理障碍导致了孤独症。我们现在知道孤独症是由神经系统异常引起的，这种异常使孩子脱离了正常的接触和拥抱。正是婴儿不正常的神经系统排斥母亲，并使其在被触摸时逃脱。还有一种可能，即由神经系统缺陷引起的大脑继发性损伤，会让孩子进一步远离正常的抚慰性触摸。

  对大脑的研究表明，感官问题有神经学基础。小脑和边缘系统的异常可能引起感官问题和异常的情绪反应。马萨诸塞州总医院的玛格丽特·鲍曼和她的同事对孤独症患者的大脑进行了解剖，发现小脑和边缘系统都有未成熟的神经元发育。埃里克·库尔切斯内也在核磁共振造影脑部扫描中发现小脑异常。对老鼠和猫的研究表明，小脑的中心部分（小脑蚓部）充当了感官的音量控制器。早在 1947 年，威廉·钱伯斯（William Chambers）博士在《美国解剖学杂志》（*American Journal of Anotomy*）上发表了一篇的文章中称，用电极刺激猫的小脑蚓部会使猫对声音和触摸变得超级敏感。较低的大脑中枢的一系列异常可能导致感官过度敏感、感官混乱和感官混合等问题。

  在世界各地许多不同的实验室进行的测试清楚地表明，孤独症患者在脑干功能测试中会得到异常结果，而严重受损的不会说话的孤独症患者的异常结果最多。神经系统的问题发生在胎儿发育过程中，并不是由心理因素引起的。然而，如果婴儿没有得到安慰的触摸，大脑中主导情感和善意的回路就可能会萎缩。

孤独症与动物行为

动物园里的动物被关在空荡荡的混凝土笼子里，它们会感到无聊，经常会出现摇摆、踱步和迂回行进等不正常的行为。年幼的动物被单独放置在这样的环境中，会受到永久性的伤害，表现出奇怪的、类似孤独症的行为。它们会变得过度兴奋，并做出到诸如自残、过度活跃和扰乱群体关系等刻板行为。感官缺失对它们的神经系统非常有害。让这些动物完全康复是极其困难的。

动物和人类的研究表明，感官体验受限会导致中枢神经系统对声音和触摸变得高度敏感。早期感官限制的影响往往是长期的。在空的混凝土狗舍里养大的小狗听到噪音时非常兴奋。在它们从狗舍转移到农场六个月后，它们的脑电波仍然显示出过度兴奋的迹象。孤独症儿童的脑电波也表现出类似的过度兴奋的迹象。进一步的大鼠实验已经证明了限制正常感官体验的破坏性影响。修剪幼鼠的胡须会导致大脑中接收胡须感觉的部分变得过于敏感，因为没有传入的触觉。这种异常是相对永久性的，哪怕是胡须长回来后，大脑的相应区域仍然不正常。孤独症儿童的感官功能异常可能导致他的大脑由于感官输入的扭曲或缺乏这种输入而产生继发性异常。这些扭曲可能会影响我们所认为的正常的情绪。

动物年幼时的养育环境会影响其大脑的结构发育。伊利诺斯大学的比尔·格雷诺（Bill Greenough）的研究表明：在有玩具和梯子的笼子里饲养老鼠，可以增加老鼠大脑视觉和听觉部分的树突或神经末梢的数量。我在博士论文中阐述了我的一项研究。研究结果表明，由于在光秃秃的塑料猪圈里长大，那些异常拱土觅食的猪，其大脑中接收鼻子感官的部分长出了额外的树突。这条不正常的"树突公路"的建设也许可以解释，为什么让动物园里那些多年来一直在一成不变地踱步的动物恢复健康是如此困难。这就是为什么在孤独症儿童还小的时候就开始治疗和教育是如此重要，只有这样，发育中的神经末梢才可以在正确的地方连接起来。

孤独症的情感

有些人认为孤独症患者没有情感。我当然有，但更像是孩子的情感，而不是成年人的情感。我小时候的坏脾气与其说是情绪的表现，不如说是电路过载。当我平静下来的时候，那种情绪就结束了。我生气的时候，就像下午的暴风雨，愤怒的情绪非常强烈，但一旦我克服了，这种情绪就会很快消散。当我看到人们虐待牛的时候，我会非常生气，但是如果他们停止虐待动物，我很快就不再生气了。

年幼时和成年以后，我都感受过快乐的喜悦。当客户喜欢我的一个项目时，我感到的快乐就像小时候从跳板上跳下来时一样。当我的一篇科学论文被接受发表时，我感受到了和某个夏天一样的快乐，记得当时我跑回家，把我在海滩上拾到的一个漂流瓶里的信拿给妈妈看。当我运用我的智慧设计出一个富有挑战性的项目时，我深感满意。它是一种满足感，就像完成一个困难的填字游戏或玩一个具有挑战性的游戏（如象棋或桥牌）。与其说这是一种情感体验，不如说这是一种智力上的满足。

进入青春期后，恐惧成了我的主要情绪。当荷尔蒙来袭时，我的生活重心就是尽量避免由害怕引起的惊恐发作。被其他孩子取笑是很痛苦的，我唯有以愤怒回应。我最终学会了控制自己的脾气，但其他孩子的嘲笑依然未停歇，有时我会哭。光是被人取笑的威胁就使我感到害怕。我不敢走过停车场，因为我害怕有人会叫我的名字。课程表出现的任何变化都会使我产生强烈的焦虑和恐慌。我争分夺秒，想要努力穿过象征我人生路上的一道道门，因为我相信如果我能解开我心灵的秘密，就能消除恐惧。

汤姆·麦基恩和特蕾泽·诺利夫在其作品中均有描述，恐惧也是他们孤独症的一种主要情绪。特蕾泽说，保持一切不变有助于她避免一些可怕的恐惧。另一位孤独症患者托尼·W.（Tony W.）在《孤独症与发育障碍》杂志上写道，他生活在一个充满白日梦和恐惧的世界里，他害怕一切。就我个人而言，可怕的恐惧直到青春期才开始，但对一些孤独症患者来说，它开始于童年早期。肖恩·巴伦报告说，在他生命的最初五六年里，他感受到的是那种纯粹的恐惧。井然有序的教室环境减轻了他的一些恐惧，但他经常在走廊里感到害怕和焦虑。

在我服用了 13 年的抗抑郁药物之后，我过去所经历的强烈恐惧和焦虑已经几乎消除了。我的大部分恐惧和恐慌的消除，也减轻了我的许多情绪。我今天最强烈的情感，是我在和牛打交道时感受到牛在我的呵护下悠然自得所给予我的一种极度的平静和安宁。平静和幸福的感觉不会像我的其他情绪一样很快消散，它就像漂浮在云端一样。我从挤压机中得到了类似但更温和的感觉。用我的大脑做聪明的事情，让我得到极大的满足，但我不知道狂喜是什么感觉。当别人沉醉于美丽的日落时，我知道我错过了一些东西。理智上我知道它很美，但我感觉不到。我拥有的最接近快乐的东西是当我解决了一个设计问题时所感受到的兴奋和愉悦。当我有这种感觉的时候，我就想翘起脚后跟，就像春天里嬉戏的小牛犊。

我的情绪比大多数人都简单。我不知道人际关系中的复杂情感是什么。我只理解简单的情感，如恐惧、愤怒、快乐和悲伤。我在看悲伤的电影时会哭，有时当我看到一些真正打动我的情节时，我也会哭，但是我无法理解复杂的情感关系。我不明白一个人怎么可能前一分钟还爱着一个人，下一分钟就因为嫉妒而想杀了他。我不理解痛并快乐着是种什么感受。唐娜·威廉姆斯在《无处无人》一书中简洁地总结了孤独症患者的情绪："我认为，当某种控制情绪的机制无法正常运作时，孤独症就会产生，否则一个相对正常的身体和心灵就无法以他们原本能够表达的深度来表达自己。"据我所知，当一个人同时感受两种截然相反的情绪时，就会产生复杂的情绪。《汤姆·索亚历险记》（*Tom Sawyer*）的作者萨缪尔·克莱门（Samuel Clements）[1]写道："幽默的秘密来源不是快乐，而是悲伤。"英国女作家弗吉尼亚·伍尔夫（Virginia Woolf）也曾写道："世界的美丽有两把利刃，一是欢笑，一是痛苦，将心切成碎片。"我能理解这些想法，但我不会以这种方式体验情感。

我就像安东尼奥·达马西奥最近在《自然》杂志上发表的一篇论文中提到的杏仁核受损的女士。孤独症患者的这部分大脑发育不成熟。该女士很难判断别人的意图，而且她的社会判断很差。她无法识别面部表情的细微变化，这在孤独症患者中很常见。在开发许多不同的、复杂的方法来操作我自己的挤压机时，我不断地发现，我操纵控制杆的方式的微小变化会影响它使用的感觉。当我慢慢增加压力时，我在增加的速度和时机上实现了一些很小的变化。这就像一种压力的语言，我不断地发现新的变化与稍许不同的感觉。对我来说，这相当于一种复杂情感的触觉，它帮助我理解了情感的复杂性。

我学会了如何理解自己与客户之间的简单情感关系。这些关系通

---

[1]　其笔名是马克·吐温，更为广大读者所熟知。——译者注

常很简单，然而情感上的细微差别对我来说仍然是不可理解的，我看重的是成就和赞赏的具体证据。看到我收藏的客户送给我的帽子，我很开心，因为它们是客户喜欢我工作的实物证据。我的动力来自实实在在的成就，我想为社会做出积极的贡献。

我仍然很费解，并且很难与那些生活的主要动机由复杂情感控制的人建立关系，因为我的行为是由理智指引的。当我无法读懂一些微妙的情感暗示时，它会导致我和一些家庭成员之间产生摩擦。例如，对我妹妹而言，有一个像我这样古怪的姐姐让她觉得很难受。她觉得在我身边她总得小心翼翼。直到多年以后，当她告诉我她童年时对我的感觉时，我才知道她有这种感觉。在爱的驱使下，我母亲和我一起努力，不让我进任何收容机构。但有时她觉得我不爱她。

对我母亲来说，情感关系比智力和逻辑更重要。当我还是个婴儿的时候，我像野兽一样踢她，后来我又不得不使用挤压机来获得爱和温柔的感觉，这让她很痛苦。讽刺的是，如果我放弃了这台机器，我就会变成一块冰冷坚硬的石头。如果没有这台机器，我就不会对她有任何好感。我必须在身体上感到舒适才能感受到爱。不幸的是，我的母亲和其他高情商的人很难理解孤独症患者的思维方式是不同的。对她来说，这就像和来自另一个星球的人打交道。我与科学家和工程师的关系更好，他们不太受情感驱动。

在一次会议上，一位孤独症患者告诉我，他只感觉到恐惧、悲伤和愤怒三种情绪。他感觉不到快乐。他的情感强烈程度也有问题，摇摆不定而且还混合在一起，类似于感官混乱。我的情绪不会混合在一起，但在某些方面会减弱和简化。这名男子所描述的情绪混乱可能就像两岁儿童通常会出现的情绪的突然变化——可能前一分钟还在笑，下一分钟就会发脾气。情绪状态快速转变的倾向经常较晚发生在孤独症儿童身上，而年龄较大的孤独症儿童可能具有年龄更小的儿童的情绪模式。

在过去的几年里，我越来越意识到人与人之间有一种电流，它比公开的愤怒、快乐或恐惧更加微妙。我观察到，当几个人在一起玩得很开心的时候，他们的谈吐和笑声都是有节奏的。他们会一起笑，然后安静地交谈，直到下一次集体大笑。我总是很难适应这种节奏，而且我经常打断别人的谈话且没有意识到自己犯了错误。问题就在于我跟不上节奏。20 年前，波士顿的一名医生康登（Condon）博士观察到，患有孤独症和其他发育障碍的婴儿无法与成人的话语同步。正常的婴儿会适应成人的话语，并与之同步。

我所做的工作对很多人来说在情感上是困难的，我经常被问到我如何才能既关心那些动物又参与屠杀它们。也许是因为我没有别人那么情绪化，所以我更容易面对死亡。我过好每一天，就像我明天就会死去一样。这激励着我去完成许多有价值的事情，因为我学会了不惧怕死亡，并接受了自己的死亡。这使我能够客观地看待屠宰，并且和牛感同身受。然而，我不仅仅是一个客观、无情的观察者。在感官上，我和牛能共情，有同感。当他们保持冷静的时候，我就会感到平静，每当发生了什么让牛痛苦的事情时，我也能感受到他们的痛苦。我把注意力集中在牛的实际感受上，而不是想到死亡会激怒我的情绪。我的目标是减少痛苦，改善农场动物的待遇。

孤独症患者能够形成非常强的情感纽带。德国医生汉斯·阿斯佩格就用自己的名字为疾病命名。他指出，人们普遍认为孤独症患者缺乏情感是不准确的。然而，我的强烈的情感纽带更多的是与地方联系在一起，而不是与人联系在一起。有时我觉得我的情感生活可能比人类更像动物，因为我的情感更简单、更明显，就像牛一样，我的情感记忆与特定地点有关。例如，我没有意识到我的潜意识里充满了痛苦的回忆，我的情感记忆非常薄弱。当牛想到一个鞭打它们的牛仔时，它们的情绪是否会被唤起，这是非常值得怀疑的。但是当它们看到那个牛仔或回到被鞭打的地方时，它们会有明显的恐惧反应，比如心跳加快或应激激素加速释放。它们经常把危险和一个特定的地方联系起来。孤独症患者也有与地点或物体相关的特定记忆。回到美好的故事发生的地方，或者看着一个与美好感觉相关的物体，可以帮助我们重新体验快乐。光想是不够的。

当我在设计一个牲畜处理系统的时候，我会在一个地方待上几天或几周，由此对那里产生情感上的反应。我的一个客户告诉我，我就像一个刚生完孩子的母亲一样，为一个项目忙活了两个星期。我曾经投入大量时间的地方在情感上变得很特别。当我回到这些地方的时候，我经常会被恐惧淹没。我惊慌失措，想着我会被拒绝进入那个特别之地。虽然我知道这是不理性的，但我总是调查每一个我工作的地方，以确保我能回来。大型肉类包装厂都有保安，但几乎每一家工厂我都知道如何避开保安，以防它成为我的一个我并不想回忆的特殊场所。开车经过时，我会留意到篱笆上的每一个洞，每一扇没有上锁的门，并将它们永远铭刻在我的记忆里。我对堵塞通道的恐惧感觉非常原始，就好像我是一只被困住的动物。

对我来说，发现这些洞和缺口就像一只警惕的动物为了确保它有安全的逃跑路线和通道在调查它的新领地，抑或是当它穿过到处都是捕食者的开阔平原的样子。人们会阻止我吗？有些调查是自动的、无意识的。即使我不寻找那扇未上锁的门，我也会找到它的。我会不由自主地看到它。当我看到一个开口的时候，我就会兴奋不已。找到栅栏上所有的洞也能减轻恐惧。我知道如果我能通过这道栅栏，我在情感上是安全的。我对堵塞通道的恐惧是为数不多的几种情绪之一，这种情绪是如此强烈，就连我的抗抑郁药物也不能完全抑制它。

当我走近那些有象征意义的门时，我也有类似的恐惧反应。我有点担心门会被锁上，就像一只打洞的动物的洞穴被堵住一样。这种感觉好像我大脑深处的一个反捕食系统被激活了。我们与动物共有的基本本能可能是由某些刺激触发的。诸如卡尔·萨根（Carl Sagan）等著名科学家在其著作《伊甸之龙》（The Dragons of Eden）和麦尔文·康纳（Melvin Konner）在其著作《纠缠的翅膀》（The Tangled Wing）中都提出了这一观点。朱迪思·拉波波特（Judith Rapoport）在《无法停止洗手的男孩》（The Boy Who Couldn't Stop Washing）一书中指出，强迫症连续几个小时洗手或反复检查炉子是否关闭，也许是出于安全和梳洗的考虑，以及其古老动物本能激活的结果。

在我停止使用门的象征符号很久之后，对阻塞通道的恐惧仍然存在于我的视觉符号世界和现实世界中。早些年，我能找到通往学校最高建筑屋顶的门。站在高处，我可以审视潜伏在我人生下一阶段的危险。在情感上，我就像一只动物在平原上环顾四周，看看哪儿有狮子。但在象征意义上，高处意味着努力寻找生命的意义。我的理智试图理解这个世界，但它被动物恐惧的引擎所驱动。

大约 30 年前，当我在门的视觉符号世界中航行时，我意识到恐惧是我最大的动力。那时我没有意识到其他人还有不同的主要情绪。由于恐惧是我的主要情绪，它蔓延到了所有具有情感意义的事件中。下面的日记很清楚地显示了我是如何试图在我的象征符号世界里应对恐惧的。

1968 年 10 月 4 日

我今晚打开小门走了进去。打开门，看到我面前广阔的月光屋顶。我把对别人的恐惧和焦虑都写在了门上。使用天窗是有风险的，因为如果它被密封起来，我将没有情绪的出口。理智上讲，门只是一个象征，但在情感层面上，打开门的实际行为会带来恐惧。穿越门的动作，代表我战胜了我对他人的恐惧和焦虑。

我理智的一面总是知道，改变我的生活将是一个挑战，在第一扇门几乎奇迹般地出现后，我特意选择了象征意义上的门来帮助我通过。有时候，当我穿过一扇门的时候，我的交感神经系统会被大量激活，这个系统能让动物或人逃离危险，就像面对一头狮子。我的心跳加速，汗流浃背。这些反应现在被抗抑郁药物控制住了。药物与我记忆中存储的大量信息相结合，使我能够将视觉符号世界抛诸脑后，冒险进入所谓的真实世界。

然而，直到最近两三年，我才发现我并没有体验到所有的情感。我第一次意识到我的情绪有些不同是在高中时期，当时我的室友被科学老师迷住了。不管她当时是什么感觉，我知道我对任何人都没有那种感觉。但多年之后，我才意识到，在大多数社交活动中，人们都是由自己的情感来引导的。对我来说，在所有的社会交往中，得体的行为必须通过智力来学习。随着经验的增长，我在社交方面变得更加熟练。在我的一生中，我得到了善解人意的老师和导师的帮助。孤独症患者迫切需要指导和教育，这样他们才能在社会丛林中生存。

更新：共情和情绪

在某些情况下，"正常人"会极度缺乏共情。我无法理解这种缺乏共情的情况。我在报纸上屡次读到一家公司陷入财务困境，他们需要给工人减薪。工人们同意减薪，但董事长给了自己一笔奖金，这常常让工人们非常生气。如果领导有困难，工人们会更愿意吃苦。在这种情况下，自我和情感蒙蔽了共情。为什么会出现这种被蒙蔽的状况？我所缺乏的权力和自我回路导致了这种蒙蔽。这些管理者似乎无法从其他公司犯的同样错误中吸取教训。也许这些管理者没有共情能力，因为他们没有直接看到员工的反应。在大多数情况下，他并不面对他们。新的研究揭示了共情是如何起作用的。当一个人看到另一个人受伤时，大脑中的镜像区域就会被激活。这些回路使人能够体验到他人的痛苦。芬兰科学家进行的脑成像研究表明，与正常人相比，阿斯佩格综合征患者的镜像回路活性更小。

当人们直接体验痛苦时，他们会产生共情。在我和餐饮公司共事的过程中，我带领过许多高级管理人员第一次参观农场和屠宰场。在实地考察之前，动物福利只是一个抽象的概念。在他们亲眼目睹了动物的痛苦之后，他们做出了重大的改变，迫使供应商遵守动物福利指南。那些无动于衷的高管们立即采取了行动。其中一个人看到一头半死的奶牛进入他们的产品线后，产生了非常强烈的生理反应。我的工作是执行一个审计系统来衡量屠宰厂的动物福利标准。只有一位高管的反应不同。在回家的航班上，他戴上耳机，讲了一些愚蠢的飞行笑话。他不想谈论自己参观屠宰场的事，因为他的反应与他的信仰相冲突。他的公司是少数几个未能实施强有力的动物福利方针的公司之一。

这就引出了另一种我不理解的人类情感——否认。有些孩子直到四岁才开口说话，他们的父母却无法自己承认出了什么问题。我不理解这种对逻辑的情感锁定。必须用一种非常具体的方式，才能让孤独症儿童学会设身处地为他人着想。当我对别人扔脏东西时，我妈妈解释说我不应该那样做，因为我也不喜欢别人对我扔脏东西。

我认为共情有不同的类型。对我来说，要产生共情，就必须从视觉上设身处地为别人着想。我可以举一个失业工人的例子来强调这一点，因为我可以想象他的家人坐在餐桌前，盘算着如何支付各种账单。如果工人不能偿还抵押贷款，就将失去他的房子。我真的能在生理上感受这种困难。我发现正常人的视觉共情能力很差。他们往往无法理解别人会如何看待某件事。很多人在给别人指路时忽略了一些重要的细节，因为他们无法想象其他司机会看到什么。人们告诉我，他们在我的指引下不会迷路。正常人有情绪共情，但有些人对孤独症患者的感官过度敏感缺乏共情。一些和有感官问题的患者打交道的最好的治疗师可以体会这些困难，因为他们自己就一直与声音、触觉或视觉过度敏感做斗争。感官共情能力最强的人已经体验到了由错误的感官处理导致的痛苦和种种混乱。

有时候后果是需要承担的

后果这一话题是颇有争议的。一些人认为任何令人厌恶的事都不应该做。我过去一直在测试极限。我知道在学校发脾气会被罚一天不能看电视。家庭和学校之间的纪律是一致的。妈妈和老师是一个团队。如果实施不良行为而无须承担后果，我早就失控了。虽然我是在一个严厉的家庭中长大的，但我的艺术才能总是受到鼓励，从来没有作为一种惩罚而被剥夺。我想强调的是，我完全反对使用诸如电击之类的手段。反复使用许多恶性刺激是错误的，是滥用。

积极的方法应该始终用于教学和教育，但在某些情况下，一次令人厌恶的事件需要用来教孩子懂得其他人会有什么感受。有三位老师告诉我，有些学生经常朝他们吐口水，他们试遍了各种不令人反感的方法，比如忽视它或解释为什么他们不喜欢这种做法。有一天，老师们被吐了一百次口水之后，他们受够了，又吐了回去。学生回答说："唉，我不喜欢那样。"老师说："现在你知道当你朝我吐口水时我的感受了。"之后再也没有人向这三位老师吐口水了。现在，学生真正理解了向别人吐口水时他人的感受了。

情感型大脑和思维型大脑

英国剑桥大学的西蒙·巴伦 – 科恩（Simon Baron-Cohen）提出了人有两种情感大脑类型的观点。他指出，人们要么是共情型的人，要么是系统型的人。共情型的人是指通过情感与他人建立联系的人。系统型的人是对事物比对人更感兴趣的人。正常人更多是共情型的人，而孤独症 / 阿斯佩格综合征患者更多是系统型的人。我在巴伦 – 科恩的系统性测试中得分很高。

在第 1 章的更新那部分中，我描述了三种思维类型——视觉、音乐和数学，以及语言逻辑。这两种情感类型的大脑可能有不同的思维类型，但孤独症 / 阿斯佩格综合征患者可能有最极端的思维类型的变化。我假设，一些在"艺术"或"数学"区域无法连接并建立局部网络的情感回路可能有额外的连接。大脑的很大变化，取决于哪些"计算机电缆"建立了连接。

第5章 世界之道：如何培养孤独症天才

在我两岁半的时候，我被一所专门收治有言语障碍儿童的幼儿园录取了。工作人员包括一位年长、经验丰富的言语治疗师和另一位教师。每个孩子都接受治疗师一对一的治疗，而老师则对其他五个孩子进行治疗。那里的老师知道如何温柔地闯入我的世界，把我从白日梦中拉出来，让我集中注意力。过多的干预会引起愤怒，但没有干预就不会有任何进展。如果让孤独症儿童自己使用设备，他们将会停留在自己的小世界里。

我会置身事外，闭上耳朵，做白日梦。我的白日梦就像我脑海中的彩色电影。我也会全神贯注地转动一枚硬币或研究桌面上的木纹图案。在这些时间段里，世界的其他部分都消失了，但我的言语治疗师会轻轻地抓住我的下巴，把我拉回现实世界。

我三岁的时候，妈妈雇了一名家庭教师来照顾我和妹妹。这位女士让我们一直忙于游戏和户外活动，那是我接受教育和治疗的重要部分。她积极参与我们所做的一切，以鼓励我一直保持联系。我们会堆雪人、玩球、跳绳、滑冰和滑雪橇。当我长大一点的时候，她和我们一起画画，这帮助我培养了对艺术的兴趣。对于孤独症儿童来说，在家里和学校参与有组织的活动是很重要的。吃饭总是在同一时间，我们被教导要有良好的餐桌礼仪。我们的家庭教师在我很小的时候就教会了我要有礼貌，安全规则深深地印在我的脑海里。我被教导过马路之前要看两边。所有的孩子都必须知道大街上有危险，但是孤独症儿童需要死记硬背才能学会，一两次警告是不行的。

后来我被一所规模较小的小学的普通幼儿园录取了。每个班级只有 12 ~ 14 名学生和一位经验丰富的老师，这名老师知道如何严格而公平地限制孩子的行为。在我上幼儿园的前一天，妈妈来到班里，并向其他孩子解释说他们需要帮助我。这一做法避免了我被戏弄，也创造了一个更好的学习环境。我很感激那所学校的好老师，他们经营着一个老式的、有条不紊的课堂，在课堂上有很多机会让孩子参与有趣的动手实践。

我清楚地记得，通过在布告牌上画太阳系，并到科学博物馆实地考察，我了解了太阳系。去科学博物馆，在三年级和四年级的教室里做实验，对我来说，科学变得真实了。当我们用奶瓶、橡胶薄膜和吸管制成气压计后，气压的概念就很容易理解了。我们把吸管用胶布粘在奶瓶口的橡胶薄膜上。空气压力的变化使橡胶薄膜上下移动，吸管便随之移动。

我的老师们也鼓励我发挥创造力。当我上五年级的时候，我为学校的戏剧演出制作了许多服装。我擅长绘画和艺术。无论是在家里还是在学校，我都受到了表扬，并鼓励我继续努力。

当我开始上学时，我仍然被诊断为脑损伤。老师们知道我的诊断结果，即使他们没有接受过特殊教育的培训，也愿意和我一起努力。幼儿园前两年的强化教学为我进入正常学校做了准备。我现在完全能说话了，许多更严重的孤独症症状也消失了。当一个教育方案成功时，我的孤独症行为就会减少。现在我可以和其他孩子一起玩，更好地控制我的脾气。然而，和他们在一起时我仍然有不少问题，特别是当我累了或当老师没有给我足够的时间回答问题时，我会变得沮丧。我的大脑处理信息较为缓慢，所以快速回答一个问题是很困难的。

八岁那年，我的阅读能力还很差，于是母亲尝试了一种新的方法。每天下午放学后，我和她一起坐在厨房里，她让我朗读一本书里的单词。在我学习了所有的发音和读音规则之后，她大声地给我读了一段，然后我念了一两句。渐渐地，她让我读越来越长的文章。我们读的是真正有趣的书，而不是小孩子的入门读本。用了自然拼读法，我学得很好，因为我懂口语。可是我花了很长时间才学会默读。大声说出这些单词帮助我组织好了语言的顺序。我也经常在晚上给自己讲故事。大声说出来会让每个故事有顺序感，也会让它们看起来更真实。即使在高中阶段，我也会大声地和自己讨论哲学概念。

随着年龄的增长，能给我提供最大帮助的人总是那些更有创造力、更标新立异的人。精神病学家和心理学家几乎没有帮助。他们忙于对我进行心理分析，发现我内心深处的阴暗心理问题。一位精神病学家认为，如果他能找到我的"精神创伤"，我就能被治愈。高中时期的心理学家想要消除我对门这类事物的关注，而不是试图去理解它们，并用它们来激励学习。

我的科学老师卡洛克（Carlock）先生，成了我高中时最重要的导师。在我被普通高中退学后，我的父母把我送到了一所寄宿学校。这所学校招收的都是有情感问题的天才学生。尽管我 12 岁时在韦氏智商测试中得了 137 分，但我对学业已经完全厌倦了，而且成绩一直很差。学校里的其他老师和专业人士想打消我的古怪兴趣，让我变得更正常，但卡洛克先生接受了它们，并把我的兴趣作为完成学校功课的动力。当我谈到像门这样的视觉符号时，他给了我一些哲学书籍。

同样，心理学家和精神病学家也想让我摆脱我的挤压机，但卡洛克先生为它辩护，并进一步帮助我引导自己的兴趣和精力。他告诉我，如果我想知道为什么它让我放松，就必须学习科学。如果我努力学习进入大学，就能知道为什么压力会产生放松的效果。他没有拿走我的奇怪的设备，而是用它来激励我学习，取得好成绩和上大学。

后来，卡洛克先生向我介绍了科学索引，如《心理学文摘》（*Psychological Abstracts*）和《医学索引》（*Index Medicus*）。我了解到，真正的科学家并不使用《世界图书百科全书》（*World Book Encylopedia*）。通过索引，我可以找到世界各地的科学文献。在 20 世纪 60 年代中期，还没有计算机化的科学索引。公共图书馆甚至没有复印机，每一条索引我们都必须手工抄写到笔记本上。在那个年代，搜索科学文献是费力的工作。卡洛克先生带我去了图书馆，教我如何做到这一点，让我向成为一名科学家迈出了第一步。图书馆里才有真正的科学家使用的书。

卡洛克先生的训练使我受益匪浅。在后来的生活中，当焦虑发作把我弄得四分五裂的时候，我能够在图书馆里研究我需要什么药物。通过《医学索引》，我找到了答案。

许多患有孤独症的孩子会专注于不同的主题。有些老师犯了一个错误，试图消除这种痴迷；相反，他们应该拓宽它并将其引导到建设性的活动中。例如，如果一个孩子迷上了船，那么就用船来激励他阅读和做数学题，如阅读有关船的书籍，做计算船只行驶速度的教学题。痴迷提供了强大的学习动力。利奥·肯纳说过，对一些孤独症患者而言，通往成功的道路是将他们的注意力引导到某项事业上。他最成功的病人之一成了一名银行出纳。他是在一个农场家庭长大的，这个家庭为他痴迷于数字找到了目标。为了激励他下地干活，他们让他在收割玉米的时候一排一排地数玉米。

肯纳博士还指出，孤独症患者的痴迷可能是他们获得社交生活和朋友的一种方式。今天，许多孤独症患者对电脑着迷，并且非常擅长编程。对计算机的兴趣可以让他们接触到其他计算机爱好者，互联网对这样的人来说是美妙的。孤独症患者在眼神交流和尴尬手势方面的问题在互联网上是看不见的，而且打字键入的信息避免了许多面对面交流的社会问题。互联网可能是改善孤独症患者社交生活的最好方式。汤姆·麦基恩说，当他还是一名大学生的时候，电脑是天赐之物，因为他可以与他人交流，而不必集中精力像正常人一样说话。

教师需要帮助孤独症儿童发展他们的天赋。我认为现在过于强调他们的缺陷，而没有充分关注培养他们的能力。例如，艺术天分往往在很小的时候就显现出来。在我所参加的各种会议上，父母、老师和孤独症患者给我展示了一些非常小的孩子们的惊人的作品。七岁的孤独症儿童有时会用三维视角作画。有一次我去参观一所学校，一名 20 岁的孤独症男子正在笔记本纸上画漂亮的机场照片。没有人指导他培养这种天赋，他本应该学习制图和计算机制图之类的课程。

汤姆·麦基恩在上大学计算机编程课时感到很沮丧，理由是教授因为他找到了一种更好的编程方法而没有给他及格。我猜教授可能是被汤姆直截了当的方式冒犯了，不明白说话直截了当乃至无礼的程度有时是孤独症的一个特征。汤姆会走到黑板前，擦掉并纠正教授的例子。汤姆在他所著《光明即将来临》一书中写道："看，如果我们用这种方法来做，就可以节省四五行代码。如果我在找一份程序员的工作，而且如果我使用他（指教授）坚持使用的代码，我就不会被录用。"当汤姆这门课不及格时，他感到沮丧和困惑。一个更有创造力的教授会用更有趣、更困难的编程任务来挑战他。

患有孤独症的青少年和成年人需要建立他们的优势和利用他们的兴趣，我们应该鼓励他们在计算机编程、发动机修理和平面艺术等领域发展能力（计算机编程也是一个很好的领域，因为社会交往时的怪癖是可以容忍的），孤独症患者也需要导师来解释世界运作的方式。我帮助过许多孤独症成年人，向他们解释他们的思维方式与他人不同。一旦一个人了解到其他人的实际思维过程是不同的，就更容易弄清楚事情发生的经过和原委。摄像机和录音机在教授社会交往方面非常有用。当我看一些我以前讲课的录像带时，我能看到自己做错的事情，比如使用奇怪的腔调。教孤独症患者社交礼仪就像指导演员演戏，每一步都要有计划。这就是卡洛克先生为我做的事情比教我科学更重要的原因之一。当我被同学们的嘲笑弄得灰心丧气时，他花了好几个小时给我鼓励。卡洛克先生的科学实验室是一个避难所，让我远离了一个我不了解的世界。

当我对某件事产生兴趣时，我会形成一种固恋。我会一遍又一遍地谈论同样的事情，就像一遍又一遍地播放一首喜欢的歌曲。青少年总是这样做，没有人认为这是奇怪的。但是孤独症夸大了正常的行为，其程度超出了大多数人的理解能力。例如，很多人认为我坚持用门作为象征符号是奇怪的，并试图让我摆脱它们。像卡洛克先生这样的人帮我将这种迷恋引入了正途。

我的大学及研究生生活

在我上大学之前，我妈妈就把我的问题告诉了管理部门。学校离我原来的高中很近，我仍然能在周末见到卡洛克先生，这对我的成功非常重要。在我适应大学生活的过程中，卡洛克先生给予了我必要的支持和鼓励，如果没有他，我可能做不到。

对我来说，大学里有两类课程：一类是简单的课程，如生物、历史和英语；另一类是不太可能弄懂的课程，如数学和法语。数学老师迪翁先生每节课后都花好几个小时辅导我。几乎每天我都去他的办公室复习一整天的课程。为了学好法语，我还得花好几个小时请家教辅导。给予我精神支持的是院长助理的妻子伊斯特布鲁克夫人，她是另一位帮助过我的不因循守旧的人。她留着一头散发，在裙子下面穿了件秋裤。当我感到孤独或沮丧时，我去她家，她给了我迫切需要的鼓励。

大学校园是一个令人困惑的地方，我努力用视觉类比来理解大学社会的规则。当我进入大学，我做了新的类比，以扩大我在寄宿学校提出的简单想法，并借此避免麻烦。在那里，我很快就学会了哪些规则是我必须遵守的，哪些规则是我可以通过仔细观察和逻辑来改变的。我开发了一个简单的规则分类系统，我称之为"体制的罪过"。一条被指定为体制的罪过的规则是非常重要的，违反它将导致严重的特权丧失或被开除。学生们因吸烟和发生性关系而惹上了大麻烦。如果可以完全信任一个学生不参与这两项活动，那她可以违反一些次要的规则，且不会有任何后果。我认为吸烟和性是体制的罪过。一旦工作人员意识到我不会跑到灌木丛里做爱，我就不会因为在没有工作人员的陪伴下跑进树林而受到惩罚。我从来没有被允许独自去远足，但另一方面，我知道工作人员不会试图阻止我。我发现老师和家长更关心的是吸烟和性，我学会了如何远离麻烦。

对于孤独症患者来说，规则是非常重要的，因为我们非常专注于如何做事情。我总是认真对待规则并且赢得了老师的信任。相信我的人总是给予我很大帮助。但是许多人很难理解孤独症患者是如何理解规则的。由于我没有任何社会直觉，因此我依靠纯粹的逻辑，就像通过一个专业的计算机程序来指导我的行为。我根据规则的逻辑重要性对它们进行分类。它是一个复杂的算法决策树。每一个与社交有关的决策都有一个运用我的智慧和逻辑做决策的过程。感情不能指导我的决定，这是纯粹的计算。

学习一个复杂的决策过程是困难的。我受过严格的道德教育，从小就知道偷窃、说谎和伤害他人是错误的。随着年龄的增长，我发现打破某些规则是可以的，但不能违反其他规则。通过将恶行分为"非常糟糕""系统的罪恶"和"非法但不坏"三类，我构建了一个决策程序，用于判定规则是否可以违反。被归为"非常糟糕"的规则是绝对不能违反的，偷窃、毁坏财产和伤害他人都属于这一类，而且很容易理解。"非法但不坏"的规则常常可以被打破且没有什么后果，例如在高速公路上轻微超速和非法停车。"系统的罪恶"这一类别涵盖了因看似不合逻辑的原因而受到严厉惩罚的规则。运用这一系统帮助我应对了我所进入的每一个情境。

我的姨妈布里钦是我的另一位重要的导师。她总是很宽容，鼓励我和牛打交道。我在参观她的牧场时爱上了亚利桑那州。我对那里的牲畜溜槽的迷恋也为我的职业生涯提供了动力，我回到那里读研究生。

我想做动物学方向的硕士论文，研究饲养场里的牛在不同类型的牛槽中的行为，但是我在亚利桑那州立大学的导师认为牛槽不是一个合适的学术课题。早在 1974 年，对农场家畜的动物行为研究还很少见。我的痴迷再一次激励了我。尽管教授认为这很愚蠢，但我还是打算研究牛在牛槽里的行为。我不得不找一位新的导师。动物学系的大多数教授都认为我的想法很疯狂。幸运的是，我坚持了下来，找到了两位新教授——建筑系主任福斯特·伯顿（Foster Burton）博士和工业设计专业的迈克·尼尔森（Mike Nielson），他们都很感兴趣。和他们一起，我想出了我的调查方法。这个想法在保守的动物学教授看来是疯狂的，但在建筑师和设计师看来却是完全合理的。

我的硕士论文把我对事物运作方式的所有想法和痴迷都汇集在了一起。我想确定不同的挤压溜槽设计对动物行为的影响、受伤的发生率，以及溜槽的效率。我观察的变量是牛的品种、挤压溜槽的设计，以及牛的大小。我测量了这些牛有多少次会退缩，并拒绝进入挤压溜槽、操作速度，以及可能伤害动物的事情，比如跌倒在光滑的地面上以及头部的支柱可能会卡住它们。为了调查这些牛，我拿着一张数据表站在溜槽旁边，记录下每头牛被打上烙印和接种疫苗时的行为。

然后，我必须把数据打到 IBM 打孔卡上，以便在工程系的大型计算机上进行分析。我在亚利桑那州立大学的时候，那里没有漂亮的小型台式电脑。在 5000 张 IBM 的卡片上打孔是一项令人麻木的工作，因为每头动物的数据都必须单独打到一张卡片上。我会在下午六点工程师到达之前到达打孔实验室，一直打卡，直到我的膀胱发胀。如果我离开去洗手间，一名工程系学生就会拿起我的打孔机。我成了打孔和卡片分类的专家。当分拣机卡住时，工程系学生就会无助地站在一旁，而由我来清理分拣机。我经常为他们修理机器，这样我就可以把他们的卡片整理好，我也可以继续处理我的卡片了。我总是把那一幅幅的卡片称为我的牛。将每张卡片想象成一个真实的动物，这样就更容易理解如何将它们分成不同的组进行统计分析。例如，我可以将卡片按大小分类，看看牛的大小是否影响效率。我过去常把操作卡片分拣机称为"给牛分拣"。"

我的调查结果表明，设备的设计影响了它的运行。一些类型的挤压槽比其他类型更容易伤害到牛，而且有些品种的牛比其他品种的牛更容易发生事故。我还做了一项时间－运动的研究，以确定最有效的屠宰动物的速度。如果工作人员操作速度太快，动物更有可能受伤，而且疫苗接种不当。20年前，我确定了给牛接种疫苗和运行其他程序需要多少时间。这些数字今天仍然有参考价值。屠宰牲畜这一工作要想做得又快又体面，简直是不可能的。

在某种程度上，我认为是我的孤独症让我能够理解牛。毕竟，如果我自己没有使用挤压溜槽，可能就不会好奇它是如何影响牛的。我很幸运，因为我对动物和视觉思维的理解让我找到了一份令自己满意的工作。在这份工作中，我的孤独症特征不会阻碍我的进步。但在全国各地的许多会议上，我与许多拥有更高学位但没有工作的孤独症成人进行了交谈。他们在井井有条的学校环境中茁壮成长，却找不到工作。问题往往一开始就出现了。在面试中，人们常常对我们直截了当的行为方式、奇怪的说话方式和滑稽的举止感到厌烦。

20年前，我没有意识到自己看起来有多怪异。我的一个好朋友告诉我，我总是弓着背，扭着双手，我的声音特别大，不受控制。我到哪儿都得走后门。幸运的是，当我开始慢慢追求自己的自由职业生涯时，我有足够的钱养活自己。有一次，在美国农业工程师协会的一次会议上，我给两个工程师留下了不好的印象，因为他们不理我，拒绝和我讨论工程的事宜。他们认为我很奇怪，直到我把我在约翰·韦恩的红河饲料场画的浸泡缸图纸拿出来。他们问："是你画的？"

孤独症患者可以在他们真正擅长的领域大展身手，比如计算机编程、制图、广告艺术、卡通、汽车机械和小型发动机修理。他们真正需要帮助的是推销自己。在很多情况下，如果面试他们的不是人力资源专员，而是其他电脑程序员或绘图员，他们被录用的机会就会更大。同样，展示一系列的工作成就将有助于说服那些持怀疑态度的雇主，因为他们对于给孤独症患者提供工作感到紧张。我认识一些对自己的工作感到满意的人，这些工作涉及电梯维修、自行车维修、计算机编程、平面艺术、建筑制图和实验室病理学等多个领域。这些工作中的大多数都借助了许多孤独症患者所拥有的可视化天赋。例如，一位出色的机械师在他的脑海中运行引擎，以找出问题所在。孤独症患者具有天才般的记忆能力，擅长在图书馆对书籍进行编目和重新摆放书架。钢琴调音是他们擅长的另一项工作，因为许多孤独症患者拥有完美的音高辨别能力。

我仍然记得自己在畜牧业领域建立信誉时迈出的至关重要的第一步。我知道如果我能在《亚利桑那农场主》（*Arizona Farmer Ranchman*）杂志上发表一篇文章，就能以此为起点继续前进。在我参加马术竞技会的时候，我走到该杂志的负责人面前，问他是否有兴趣读一篇关于挤压溜槽设计的文章。他说他会的，在接下来的一周，我投出了一篇题为《一场关于闸门的大争议》（*The Great Headgate Controversy*）的文章。文中讨论了不同类型溜槽的优缺点。几周后，我接到了该杂志社的电话，他们想在牲畜围场给我拍照。我简直不敢相信，我得到第一份工作完全是由于自己的勇气。那是 1972 年发生的事情。从那时起，当我还在攻读硕士学位时，就定期为杂志撰稿。

文章发表后，我在一家名为畜栏工业（Corral Industries）的大型饲养场施工公司找到了一份设计溜槽的工作。我仍然生活在我的视觉符号的世界里，我需要具体的业绩来证明自己在养牛业中的成就。我穿着一件绿色工作服，衣领上别着牛形领章，就像士兵的军衔徽章。我起初是一名列兵，牛形领章是铜制的。我在行业中得到认可后，我授予自己高级别的银制或金制领章。我完全没有意识到其他人认为我的制服很可笑。

畜栏工业公司的建筑经理埃米尔·温尼斯基（Emil Winnisky）赏

识我的才能，帮助我着装得体，举止得体。他让他的秘书带我去买更好的衣服，教我更好地打扮。现在我穿了一件更合适的西部风格衬衫，但我仍然授予自己一个更高牛的级别的"军衔"，并在我的衣领上别了两个银制牛形领章。

当时，我很不喜欢埃米尔干涉我的穿衣打扮，但今天我意识到他帮了我一个大忙。我非常尴尬地记得有一天他把一罐除臭剂往我桌上一扔，说我有狐臭。孤独症患者需要在着装和仪容方面听取他人的建议。紧身或发痒的衣服让人无法集中精力工作，很多化妆品都会引起过敏反应，所以每个人都需要找一些不会刺激过于敏感皮肤的时尚、舒适的衣服，还有除臭剂和其他不含香水成分的化妆品（我对香水有严重的过敏反应）。剃须对于一些孤独症男性来说是一个问题，因为他们的触觉过于敏感，使用剃须刀会让他们感觉像是在用一个打磨器，而使用电动剃须刀对他们来说则往往更容易忍受。

在畜栏工业公司工作的时候，我每周都会去斯威夫特肉类加工厂一次。在那里，我遇到了经理汤姆·罗勒（Tom Rohrer），他后来成了我在职场上最重要的导师之一。起初，汤姆为我做的主要事情就是容忍我的存在，简单明了。我还在喋喋不休，但他容忍了我，因为我想出了聪明的办法来解决问题，比如用塑料牛奶软管来填充门的边缘，防止擦伤。渐渐地，主管诺布·戈斯科维茨（Norb Goscowitz）和工头们对我产生了兴趣。诺布好几次告诉我，他给我提建议的方式就像他给自己女儿提建议一样。

一年后，我把为畜栏工业公司建造一个新的活动坡道的合同卖给了斯威夫特。在这个项目的建设过程中，我认识到技术上的正确并不总是社会交往上的正确。我非常冒失地批评了一些地方焊接太马虎，工人们很生气。工厂工程师哈利·温克曼（Harley Winkleman）给了我一些很好的建议。他告诉我："你必须在小问题变成大问题之前向工人们道歉。"他让我去自助餐厅道歉，并帮助我学会更委婉地批评。

又过了一年，我在工厂陷入了更多的社交纠纷，在我惹恼了斯威夫特的总裁之后，汤姆为我辩护。我天真地认为，在那里工作的每个员工都会把对公司的忠诚放在首位。当我写信给总裁，告诉他斯威夫特另一家工厂的设备安装有错误时，他感到很尴尬。他并没感谢我发现了他在公司运作方面存在的问题。我从这件事中了解到，对公司最大利益的忠诚往往不是另一个人行动的主要动机。我永远不会忘记，当事情变得非常艰难时，诺布对我说："无论如何，你必须坚持不懈。"

我辞去了在畜栏工业公司的工作，继续为《亚利桑那农场主》杂志撰稿，同时以自由职业者的身份开始了我的设计事业。自由职业让我避免了很多日常工作中可能出现的社会交往问题。这意味着我可以进驻现场，设计一个项目，然后在陷入社交困境之前离开。尽管我在一英里之外就能看出动物是否遇到了麻烦，但我还是不能轻易地识别社交陷入麻烦时的微妙暗示。

当一位新经理接管《亚利桑那州农场主》杂志时，我没有意识到他认为我很古怪，而且我有被解雇的危险。一位同事告诉我，他对我不感兴趣。我的朋友苏珊看到了这些警告信号，她帮我把我所有的文章进行了汇编。经理看到我写了那么多好文章后，给我加了薪水。这段经历让我明白，要想把我的服务卖给客户，我就必须有一整套已完成项目的图纸和照片。与客户的讨论仅限于技术话题，避免谈论与我共事的人的社交生活，就这样我学会了避免社交麻烦。

雇用孤独症患者的雇主必须意识到他们的局限性。孤独症患者可以非常专注于自己的工作，而创造良好环境的雇主往往会从他们身上获得更好的表现。但是在他们无法应对的社交情境中，他们必须受到保护。一名孤独症男子在一家建筑公司成功工作多年，当他被提升到一个涉及联系客户的职位时，他被解雇了。另一名男子在与其他员工喝醉后失去了他在实验室的工作。雇主需要告知他们的员工关于孤独症的知识，这样孤独症患者就不会处于他无法处理的社交情境中。

尽管生活中遇到不少像卡洛克先生或汤姆·罗勒这样的人，但总会有人让生活变得困难。我记得有一次，我开车进入了斯科茨代尔饲料场，走到通往牲畜工作区的门口，一个叫罗恩的男人把手放在门上，说不允许女性进入。在 20 世纪 70 年代早期，没有女性在饲养场工作。如今，许多人都这样做了，而且许多牧场更喜欢让女性来处理和照料牛群，因为她们比男性更温柔。但那时候，我不知道哪个是我更大的障碍——是作为一名女性，还是作为一名孤独症患者。

试图进入一个男人的世界已经够难的了。当我开始设计肉类工厂的设施时，我的车身被人画上了牛睾丸，经常有人带我去"恶心"的地方参观。我在亚利桑那州立大学的乳制品厂工作时，不得不在男厕所里换衣服。在一家工厂里，我曾三次被带去参观血池。在第三次穿过血池的时候，我跺了跺脚，溅了工厂经理一身。当他看到我知道如何操作设备后，他很尊敬我。今天人们所说的性骚扰和我当时的经历相比，简直是小巫见大巫。

虽然他永远也不会知道，但当罗恩挡住通往牲畜工作区的门时，他立刻把栅栏上的一扇不起眼的小木门变成了我的万神殿中一扇特殊的具有象征意义的门。事实上，被任何一扇门堵住的事情，似乎都是上帝为我准备的宏伟计划的一部分。我的视觉符号世界使我能够继续前进。一扇堵着的门必须被攻破。一如既往，我就像一头充满了坚定决心的公牛。没有什么能阻止我。

更新：孤独症 / 阿斯佩格综合征和职业生涯

　　我非常担心高功能孤独症或阿斯佩格综合征患者的职业。自从本书问世以来，越来越多真正有天赋的学生被贴上了"阿斯佩格综合征"的标签。我担心一些学生会因为这个标签导致其职业发展受到阻碍。我最关心的学生是那些非常聪明的学生，他们在学校里没有受到挑战，他们行为不端是因为他们感到无聊。在一些学校，由于他们被贴上了阿斯佩格综合征的标签，使得他们被挡在天才班之外。

　　我是一个可怜的、无聊的学生，直到我的高中科学老师卡洛克先生指导我，我才开始学习。多年来，我观察到成功的高功能孤独症患者在他们的生活中有两个重要因素：导师的指导和天赋的发展。职业发展不顺利的学生往往没有导师，也没有发展自己的天赋。我最终踏上的职业生涯，是我可以用我的视觉技能来设计牲畜屠宰设施。

　　我观察到，有很多未经诊断的阿斯佩格综合征患者在许多行业取得了成功。有位男士是一名工厂工程师，他经营着一家价值数百万美元的大型肉类加工厂。在另一家工厂，我遇到了一位维修主管，他显然是一名未确诊的阿斯佩格综合征患者。为我修理复印机的那个人有阿斯佩格综合征的特征。我还接受了几位记者的采访，他们也属于这个谱系。一些大学教授也是阿斯佩格综合征患者。计算机行业到处都是阿斯佩格综合征患者。这些是这个谱系内快乐的人。一位患有阿斯佩格综合征的电脑程序员告诉我，他很开心，因为他和自己人在一起。

　　这些成功人士中，有许多是我这一代人，现在已经四五十岁了。这些人是如何得到并保住他们的工作的？我们都是在 20 世纪五六十年代长大的，在那个年代，教授所有孩子社交技能是惯例。当我还是个孩子的时候，我被要求坐着吃完正式的周日晚餐，举止要得体。大部分时间我都是这么做的。粗鲁是不能容忍的，我被教导说"请"和"谢谢"。正常的家庭活动为学习社交技能提供了有序的机会。坐下来吃饭以及诸如打牌和玩中国跳棋这样的棋类游戏，都教会了孩子们依照次序行动和有耐心。

今天，许多孩子缺乏这种秩序。他们把时间花在电子游戏和电脑上时，大都是独自一人度过的。我童年最喜欢的许多活动都需要和另一个孩子一起参加。我和其他孩子一起玩棋类游戏、自行车比赛、垒球和建造树屋。其他孩子都被我做的风筝和降落伞迷住了。

即使是现在正常的孩子，在成长过程中也会遇到更多的社交问题。到后来，他们不知道如何在工作中为人处世。20 世纪 90 年代，《华尔街日报》（*Wall Street Journal*）开始刊登越来越多的关于普通人应该如何做人的文章。这些文章涵盖了诸如闲聊、电子邮件的使用和办公室聚会时的行为等话题。在 20 世纪七八十年代，这样的文章很少见，但现在大多数期刊都有一到三篇这样的文章。在 20 世纪 90 年代，麻省理工学院这所著名的工程学院，开设了一门关于社交技巧的课程。许多工科学生都有轻微的阿斯佩格综合征。社交技能训练对这类人来说非常重要。我并不是在建议把阿斯佩格综合征患者变成社交动物。患有孤独症和阿斯佩格综合征的人很少会为了社交而社交。然而，他们需要举止得体，不要被认为是一个星期都穿着同一件脏衬衫的邋遢鬼。

多任务处理和学习驾驶

多任务处理对我来说仍然很困难。如果我在一家生意兴隆的餐馆里做收银员，我将会度过一段可怕的时光。在那里，我必须换零钱，还要和人们交谈。经常有人问我，如果我不能同时处理多项任务，那么我是如何开车的。那是因为，汽车的操作，如转向和刹车，对我来说已经成为一项全自动的技能。研究表明，当某项运动技能是第一次学习时，一个人必须有意识地去琢磨它。当技能完全掌握后，额叶皮质不再被激活，只有大脑的运动部分被激活。我在亚利桑那州的牧场公路上学会了开车，整整一年我都没有在高速公路或交通拥挤的地方开车。这就避免了多任务处理的问题，因为当我终于开始在车流中开车时，我的前额皮质能够把所有的处理器空间都用来观察车流。我建议正在学习驾驶的人花一年时间在简单的道路上驾驶，直到转向、刹车和其他汽车操作可以在无意识的情况下完成。

用作品集展示你的业绩

当我开始从事自由设计工作时，人们认为我很奇怪。我需要推销我的作品，而不是我的性格。人们尊重我为《亚利桑那农场主》杂志所撰写的准确的文章，他们对我所画的图和已完工的牲畜屠宰设施的照片印象深刻。

孤独症谱系内的成功人士经常走后门，他们会向合适的人展示他们作品集。这通常意味着在求职面试或正常的大学录取过程中要避开传统的大门。一名学生绕过纽约州严格的考试要求，把自己的创意写作作品集寄给了一位英语教授。她的作业很出色，所以他免除了她的考试。通过给工厂的工程师们寄送照片集和图纸，我得到了不少工作。我在一本行业杂志上看到他们的工厂正在扩建，于是就联系了他们。

作品集必须专业而整洁地呈现。孤独症谱系上的人需要有人帮助他们将最好的作品收入到作品集中。更多信息可以参照我的另一本探讨职业生涯的书籍《培养天赋：阿斯佩格综合征患者和高功能自闭者患者的职业生涯》(*Developing Talents*)。

走后门

  在计算机领域，到处都是阿斯佩格综合征患者或具备阿斯佩格综合征特点的人。其中许多人跟随父母进入了这一领域。当他们八岁时，父母教他们计算机编程。还有一些人从一份入门级的工作开始，然后一步步往上晋升。这就是阿斯佩格综合征患者中有不少人在建筑行业或工厂里找到了好工作的过程。他们一开始都是工人，然后就在电脑前转悠。《华尔街日报》上有很多文章是关于那些开创高度专业化业务的人的。家长和老师需要创造性地思考，才能找到导师和工作。导师可能是住在隔壁的退休电子专家。导师被天赋所吸引，应该把天赋培养成能转化为职业生涯的技能。孤独症谱系的人需要认识到，成功需要高标准，但拥有完美的工作是不可能的。我记得当我的一位早期客户不完全满意时，我几乎放弃了牲畜设备设计。我的朋友吉姆·乌尔（Jim Uhl）是一名建筑承包商。他向我解释说，让每个人都满意不是一个可以实现的目标。要向孤独症患者解释，在考试中正确率达到90% ~ 95%便很优秀，就是 A 级作业的水平。在工作中，你的作品必须达到90% ~ 95% 的水平。百分比的概念用条形图或饼状图可能更容易理解。孤独症患者需要明白，在某些工作中，90% ~ 95% 是可以接受的标准，但在计算机编程等工作中，错误率必须更低。然而，绝对的完美就像物理学中的绝对零度，是不可能达到的。

  高中生和大学生必须获得工作经验，学习守时等基本技能。他们还必须学会听老板的话，要有礼貌。在我十几岁的时候，为一名女裁缝工作让我掌握了工作技能。上大学时，我在一所孤独症儿童学校和一个研究实验室做过暑期志愿者。最好的工作经历是利用个人的才能。从事与职业相关的志愿工作可能比从事与职业无关的有偿工作能更好地为成年生活做准备。

其他学习资源

高功能的青少年孤独症患者在高中经常被欺负。在我把一本书扔向一个取笑我的女孩后，我被一所大型女子中学开除了。高中是我一生中最糟糕的时光。去一所专门的寄宿学校学习，在那里我可以追求自己的兴趣爱好，比如骑马、给谷仓盖屋顶和电子实验室，这是发生在我身上的最好的事情。令人遗憾的是，一些高中不再开设艺术、汽车机械、木工、制图或焊接课程。有些学生需要带离高中的社会障碍课程，进入大学、社区学院或技术学校。在线课程是另一个选择。现在有一些针对阿斯佩格综合征患者的特殊高中课程，可以帮助他们发展自己的优势。瓦莱丽·帕拉迪兹（Valerie Paradiz）是一个阿斯佩格综合征患儿的母亲，她创办了最早的课程之一——纽约的阿斯派学校（Aspie School）。我真的很喜欢他们的口号："让学生重新投入学习。"他们的课程强调在电影制作和平面艺术等领域的实践学习。

让孩子接触有趣的事物

学生们需要接触科学、工业和其他领域中许多不同的有趣事物，这样他们就能了解生活远比电子游戏丰富得多。当孩子们有了丰富的施展他们特殊技能的经历，天赋才能得到发展和培养。科学家们有极好的程序来直观呈现有机化学分子。在麻省理工学院，约翰·贝尔彻（John Belcher）开发了一个计算机程序，可以把数学方程变成漂亮的抽象设计。让学生沉迷于此可以激发他们从事化学和物理方面的职业。其他有趣的领域还有分布式计算项目、统计程序和计算机图形学。《科学》杂志有一个栏目叫作"网络观察"，它提供了有趣的科学网站的描述和链接。对最佳网站的评论可以在该杂志及其官网上找到。大型书店有一整套计算机编程书籍可供选择，可以用来教育和激励学生。商业上可用的模拟软件，如《模拟城市》（*Sim City*）和《孢子》（*Spore*），可以激发人们对科学、生物学或设计的兴趣。孩子们必须运用他们的智力来玩这些电子游戏。家长应携带有关其职业或业务的行业类刊物及出版物到学校图书馆，供学生阅读。从建筑业到银行业，每个行业都有自己的期刊。《华尔街日报》是另一个很好的资源。旧的医学和科学杂志、计算机行业杂志，以及像《国家地理》（*National Geographic*）和《史密森学会》（*Smithsonian*）这样大众感兴趣的出版物也可以捐赠给图书馆。家长也可以引导教师访问他们的专业网站和与他们职业相关的有趣网站。家长可以用 PowerPoint 演示文稿展示他们在工作中所做的大量图片，以引起学生的兴趣。去一些有趣的地方，比如建筑工地、电视台、控制室、工厂、动物园、农场、剧院后台、平面设计工作室或计算机辅助建筑绘图部门，可以帮助学生获得求知的动力。

当我还是个孩子的时候，我花了很多时间在户外观察蚂蚁和探索森林。如今的孩子们错过了这些经历。我喜欢在海滩上收集贝壳，喜欢在工具棚里的架子上寻找各种奇怪的岩石用于收藏。我和其他孩子们分享的另一个有趣的活动是在小溪里玩木棍赛跑。我们会把树枝从桥上扔到小溪里，然后跑到另一边去看哪一根先出来。理查德·卢夫（Richard Louv）在他的书《失去山林的孩子》（*Last Child in the Woods*）中对如何让孩子们融入大自然提出了许多实用的建议。一片狭长的树林或一片空旷的杂草丛生的田野可以让孩子们对生物学、昆虫、野生动物保护、生态和许多其他职业产生兴趣。世界上有很多有趣的东西，应该让孩子们多多接触它们。

孤独症和阿斯佩格综合征的宣传

许多患有高功能孤独症或阿斯佩格综合征的人认为，孤独症是人类多样性的正常组成部分。罗伊是一位高功能孤独症患者，《新科学家》（New Scientist）杂志援引他的话说："当谈到治愈或治疗孤独症时，我觉得自己受到了伤害，好像社会不需要我。"孤独症 / 阿斯佩格综合征患者经营着许多利益集团，其中许多人对消除孤独症的努力感到不安。孤独症的一些特征给予了人们优势，但过多的特征会导致低能个体无法独立生活。矛盾的是，轻度孤独症和阿斯佩格综合征是人类多样性的一部分，但重度孤独症是一种严重的残疾。一个古怪而杰出的科学家和阿斯佩格综合征患者之间并没有黑白分明的界线。

在一个理想的世界里，科学家应该找到一种方法来预防最严重的孤独症，但允许较轻的孤独症存活下来。毕竟，真正善于社交的人并没有发明第一个石矛。它很可能是一个阿斯佩格综合征患者发明的，当其他人围在篝火旁谈天说地的时候，他却在凿石头。如果没有孤独症的特征，那我们可能仍然生活在洞穴里。

第6章 生物化学的忠实信徒：孤独症的药物治疗和新疗法

　　青春期在我14岁的时候到来了，伴随而来的是神经衰弱。我开始生活在一种持续的怯场状态中，就像你在第一次重要的工作面试或公开演讲之前的感觉一样。但就我的情况而言，这种焦虑毫无理由地袭扰着我。许多孤独症患者发现，在青春期，他们的症状会恶化。当我的焦虑消失后，取而代之的是一阵阵的结肠炎或严重的头痛。我的神经系统一直处于压力之下。我就像一只受惊的动物，每一件小事都会引发恐惧的反应。

　　在接下来的20年里，我试着寻找恐慌症发作的心理原因。我现在意识到，因为孤独症，我的神经系统处于高度警惕的状态。任何微小的扰动都可能引起强烈的反应。我就像一头高度紧张的牛或马，当它受到意外干扰时，就会立即进入反捕食模式。随着年龄的增长，我的焦虑症状越来越严重，甚至轻微的压力都会引发结肠炎或恐慌。在我30岁的时候，这些症状正在摧毁我，并导致严重的与焦虑相关的健康问题。随着时间的推移，我的症状越来越严重，这与有充分记录的躁狂抑郁症患者的症状恶化类似，这种情况在其他孤独症患者中也很常见。

　　在我年轻的时候，焦虑加剧了我的痴迷，并成为一种动力。如果不是受到神经系统高度兴奋的驱使，我可能永远不会创业，也不会对动物福利产生兴趣。在某种程度上，我意识到有两种方法可以对抗这种紧张情绪；一种是以牙还牙；另一种是退缩，变成一个不敢去购物中心的宅男宅女。在高中和大学的时候，我把恐慌症视为一种预兆，预示着现在是时候走到下一扇门，迈出人生的下一步了。我想如果我面对恐惧，恐慌症就会消失。轻度的焦虑发作促使我一页又一页地写日记，虽然更严重的焦虑使我瘫痪，使我不想离开家，因为我害怕在公共场合受到攻击。

在我快 30 岁的时候，这些严重的恐慌发作变得越来越频繁。喷气发动机已经点燃，正在爆炸，却没有把我向前推。我的视觉思维开始超速运转，因为我迫切地想找到一种心理上的原因来解释不断恶化的恐慌发作。我甚至开始认定不同的焦虑症状各有其特殊意义。我认为，弥漫性焦虑比焦虑引发的结肠炎在心理上更具有退化作用，因为当我因结肠炎生病时，我并不感到紧张和恐惧。在我患结肠炎持续好几个月都没好的那段时间，我不再害怕寻找新事物，我的神经系统的亢奋状态似乎以不同的方式表现出来。最严重的焦虑让我宅在家里，而在结肠炎发作期间，我变得无所畏惧，想要按照我内心的视觉符号地图去征服世界。

我越紧张，就会越专注，直到焦虑这座喷气发动机开始撕裂我，视觉符号不起作用时，我开始求助于医学。我去拜访了镇上的每一位医生，但他们没有找到伴随我焦虑性头疼的生理原因。我甚至去做了脑部扫描，但也没有给出任何解释。医学辜负了我的期望，我只是过好每一天，努力度过它。我的职业生涯相当顺利，我刚刚被选为美国农业顾问协会首任女性理事，但我几乎不能工作。我记得有一天我回家时满身是汗、毫无理由地感到恐惧。我坐在沙发上，心怦怦直跳，心想："这种神经紧张会消失吗？"后来有人建议我试着每天下午安静一段时间。于是每天下午从四点到五点我花一个小时看《星际迷航》。这项常规活动确实帮助我平息了焦虑。

当我 34 岁的时候，我需要做一个手术来切除眼睑上的皮肤癌。术后炎症引发了我经历过的最可怕、最剧烈的恐慌。我半夜醒来，心怦怦直跳。我的注意力突然从养牛和寻找生命的意义转向了对失明的恐惧。在接下来的一个星期里，我每天早上三点醒来，做噩梦，梦见自己看不见东西。头痛、结肠炎和普通的焦虑现在被极度害怕失明所取代。对于视觉思考者来说，失明是比死亡更糟糕的命运。我知道我必须做一些惊人的事情来防止全面的精神崩溃。就在那时，我开始求助于生物化学，以帮助我治疗伴随我整个成年生活的焦虑症。

发现生物化学

在做眼科手术的六个月前，我在 1981 年 2 月的《今日心理学》（*Psychology Today*）上读到了一篇题为《生物精神病学的前景》（*The Promise of Biological Psychiatry*）的文章。它描述了使用抗抑郁药物来控制焦虑。运用卡洛克先生教我的文献查找技能，我找到了一篇由哈佛大学医学院的大卫·希恩（David Sheehan）博士和他的同事撰写的期刊论文，其标题"带有恐惧、歇斯底里和癔症性疑病症状的内源性焦虑的治疗"极其醒目。该论文发表于 1980 年 1 月出版的《普通精神病学档案》（*Archives of General Psychiatry*）上，它描述了用药物丙咪嗪（Tofranil）和苯乙肼（Nardil）控制焦虑的研究。当我读到其中列举的一系列症状时，我知道我找到了圣杯。希恩博士的病人中，超过 90% 的人有下列症状："一阵阵的恐怖或惊慌""突然无缘无故地感到害怕"，或者"内心紧张或发抖"。70% 的人心跳加速或喉咙哽咽。所列的一长串 27 种症状中，我占了不少。

即使我怀疑文章中描述的药物是我要找的问题的答案，我并不急于得到它们。我不喜欢生物化学这个概念，但是眼睛手术后的恐慌发作终于把我击垮了。我把论文从我的文件夹里拿出来，一遍又一遍地读。和我一样，研究中的患者对安定和氯氮等镇静剂没有产生积极的反应。我把自己的症状列在症状表上，并说服医生每天给我开 50 毫克的丙咪嗪。它的药效迅速而显著。两天之内我感觉好多了。

我有很强的求生本能，否则我不会那样做。生存的本能加上我对科学的兴趣，帮助我找到了抗抑郁剂和挤压机等治疗方法。我所受的专业教育也帮助了我。为了获得心理学和动物学的学位，我修了许多兽医和生理学课程。阅读复杂的医学文章就像阅读小说一样，我所受的文献检索训练让我知道，图书馆是寻找答案的地方。

我的身体不再处于极度兴奋的状态。在服药之前，我一直处于一种持续的生理警觉性状态，仿佛随时准备逃离不存在的天敌。许多患有抑郁症和焦虑症的非孤独症患者，他们的神经系统也为逃离做好了生物学上的准备。对大多数人来说，即使是日常生活中微不足道的小压力也会引发焦虑。研究表明，抗抑郁药物，如丙咪嗪是有帮助的，因为它们模拟适应压力。在服用了三年后，我转而服用了地昔帕明，这是丙咪嗪的化学类似物，药效略好一些，副作用也更少。

服用这些药物使我对自己有了全新的认识。我停止写日记，我发现我的生意蒸蒸日上，因为我不再处于被驱使的疯狂状态。我不再创造一个精致的视觉符号世界，因为我不再需要它来解释我持续的焦虑。当我回头看我的日记时，我怀念那种激情，但我再也不想回到那些日子了。在我服药前的日子里，焦虑驱使我专注。有趣的是，我在服药前的专注已经深深地烙在了我的情感中。我在服用这些药物之前创建的项目仍然比稍后开始的项目更能激发我的热情。

我服用丙咪嗪三个月后，神经紧张又开始发作了，但没有以前那么严重了。我发现我的神经紧张是周期性的，所以我抑制住了想要增加丙咪嗪剂量的冲动。我还从过去的经验中知道，神经紧张的症状最终会平息，而且往往在春季和秋季变得更糟。第一次复发发生在一家肉类加工厂的新设备启动期间。压力会导致症状复发。我刚克服了神经紧张，它终于消退了。当病情复发时，我需要意志力才能坚持服用相同的剂量，但这些年来，50 毫克的剂量一直有效。我已经服用抗抑郁药物 13 年了，现在我是生物化学的忠实信徒。

服药就像调整老式汽车发动机的怠速调节螺钉。在我服用丙咪嗪之前，我的"发动机"一直在不停地运转，每分钟转了那么多圈，都快要爆缸了。现在我的神经系统以每小时 55 英里的速度运行，而不是以前的每小时 200 英里。我仍然有神经周期，但它们似乎在每小时 55 英里到 90 英里之间运行，而不是在每小时 150 英里到 200 英里之间运行。在我服药之前，使用挤压机和剧烈运动使我的焦虑平静下来，但随着年龄的增长，我的神经系统变得更加难以调节。最后，用挤压机让我的神经平静下来，就像往高炉上吐口水，一点作用都没有。当时药物救了我。

当我回想起服药前几天的神经紧张，我意识到我经常有几个月的时间焦虑水平很低，然后突然恐慌症的闸门被打开，我的神经紧张程度就会从一个可容忍的每小时 75 英里飙升到可怕的每小时 200 英里。然后，它们需要几个月的时间才能降到每小时 75 英里。这就像按下一个按钮就能打开一个工业风扇。我的神经系统立刻从一阵微风变成了咆哮的飓风。到如今，它从来没有超过微风的水平。

孤独症患者和正常人都有恐慌发作和焦虑的经历。大约一半的高功能孤独症成年人有严重的焦虑和恐慌。患有孤独症的数学家林赛·帕金斯（Lingsey Perkins）说过，当他试图与人交流时，他开始呕吐，感到恐慌。哥伦比亚大学的杰克·戈尔曼（Jach Gorman）博士和他的同事们描述了一个被称为"点燃"的过程，这或许可以解释为什么焦虑会突然加剧。在引燃过程中，大脑边缘系统中包含情感中心的神经元受到反复的刺激，从而影响神经元，使它们变得更加敏感。这就像在壁炉里的大圆木下点火一样。小火堆常常不能点燃圆木，可是后来突然圆木着火了。当我的神经系统被点燃时，我就进入了一触即发的状态。任何一点压力都会引起剧烈的恐惧反应。

尽管我在开始服药后立刻感到轻松，但是我的行为却是慢慢改变的。每个人都会立即注意到明显的改善，但这么多年来我还是获得了一些更微妙的进展。例如，很多听过我演讲的人都注意到我的语言变得越来越顺畅，越来越好。我的一位七年没有见过面的老朋友告诉我，自从我开始服药以来，我走起路来挺胸抬头，不再弯腰驼背了。我不再一瘸一拐地走路，对她来说，我就像换了一个人。我知道我有时还会弯腰驼背，但我从来没有意识到我的声音听起来好像总是在努力喘气，或是不断地在吞咽东西。我的眼神交流也有了改善，我的眼光不再游离了。人们说，现在他们和我说话时，会有一种更亲切的感觉。

1992年夏天，我因为一个巨大的纤维瘤做了子宫切除术，我又和生物化学有了一次激烈的碰撞。摘除卵巢大大降低了我体内的雌激素水平。没有雌激素，我感到烦躁，关节疼痛。我惊恐地发现，挤压机安抚的效果已经消失了；这台机器已经不起作用了。我的共情和温柔都消失了，我变成了一台古怪的电脑。我开始服用低剂量的雌激素补充剂。这种方法在大约一年的时间里效果很好，随后神经紧张和结肠炎复发了，又像回到了服药前的状态。我已经有 10 多年结肠炎没有发作了。恐慌就像我以前感受到的高度警惕一样。一只狗在半夜叫都会让我心跳加速。

回想起服用丙咪嗪之前的日子，我意识到当雌激素水平处于最低点时，也就是月经期间，我几乎从不紧张，我发现自己一直服用的雌激素剂量过高。当我停止服用雌激素药片时，焦虑发作消失了。现在我像糖尿病患者调整胰岛素剂量一样调整雌激素的摄入量。我服用足够剂量的药物，这样我就能产生温柔的同理心，但不足以让我的神经系统变得过敏和焦虑。我认为我在青春期开始恐慌的原因是雌激素使我的神经系统变得敏感。我还推测，一些无法解释的神经周期是由雌激素水平的自然波动引起的。也许几个月后，我的卵巢会分泌更多的这种激素，这就是引发剧烈神经紧张的全部原因。现在我正在严格控制雌激素的摄入量，神经周期消失了。我必须服用的雌激素量有时会发生变化，因为我还有一个部分功能正常的卵巢。

调节体内的生化指标并没有使我成为一个完全不同的人，但我的想法多少有些令人不安，即我是谁，我要做什么。我能够调整我的情绪，就像我在调校一辆汽车。然而，我非常感激有一个可行的解决方案。我发现在过度活跃的神经系统摧毁我之前，我可以借助化学药物更好地生活。我的大部分问题不是由外部压力造成的，比如期末考试或被解雇。我是那种一出生神经系统就一直处于恐惧和焦虑状态的人。大多数人不会进入这种状态，除非他们经历了极其严重的创伤，如童年受到虐待、遭遇飞机失事或战争创伤。我曾经认为一直感到紧张是正常的，当我发现大多数人并没有持续的焦虑发作时，我如梦初醒。

孤独症患者如何用药

今天有很多新的药物可以真正帮助孤独症患者。这些药物对孩子进入青春期后出现的问题特别有用。不幸的是，许多医学专业人士不知道如何正确地开处方。在孤独症会议上，我听过无数可怕的故事，比如给患有癫痫症的孤独症患者服用错误的药物，会导致严重的癫痫发作，或者医生给患者服用足以让一匹马睡着的神经抑制剂，让他们变得如同僵尸。家长们也告诉过我一些服药产生严重副作用的情形。例如，一位患有孤独症的成年人因为服用过量的抗抑郁药物而发狂，毁坏了一个房间；另一位整天都在睡觉，因为他服用了一杯含有六种不同药物的高剂量鸡尾酒。

正确使用药物是一个好的孤独症治疗方案的一部分，但它不能替代适当的教育或社交方案。药物可以减轻焦虑，但它不会像一个好老师那样激励一个人。似乎有些孤独症患者被给予了如此多的强效药物，以至于它们起到了一种化学束缚作用。一种有效的药物应该在合理的剂量下发挥作用，而且应该具有相当显著的效果。如果一种药物的效果可以忽略不计，那么它可能就不值得服用。同样，有效的药物应该使用，无效的药物应该停止。既然孤独症有如此广泛的症状，对一个人有效的药物对另一个人却有可能毫无价值。

研究表明，新的抗抑郁药物（如氯丙咪嗪和氟西汀）通常对孤独症患者有效。与我服用的药相比，这些通常是更好的首选。它们还有一个额外的好处，那就是可以减少强迫症和经常折磨孤独症患者的思维混乱。氯丙咪嗪与地昔帕明和丙咪嗪很接近，它也能提高大脑中血清素的水平，血清素是一种能使神经系统平静下来的物质。丙咪嗪、氯丙咪嗪和地昔帕明必须在脑电图异常的患者中谨慎使用，因为它们会使大脑对癫痫发作更敏感。其他抗抑郁药物，如百忧解，对癫痫患者更安全。所有孤独症患者在使用任何处方药之前，都必须咨询一位精通于为孤独症患者开药的医生。

波士顿孤独症专家保罗·哈迪（Paul Hardy）博士和哈佛医学院的约翰·拉蒂博士都指出，孤独症患者通常比非孤独症患者需要更低剂量的抗抑郁药物。对孤独症有效的剂量通常比治疗抑郁症的剂量要低得多，而且《医生案头参考》（*Physician's Desk Reference*）上推荐的剂量对许多孤独症患者来说过高。有些只需要正常剂量的四分之一到三分之一，而有些则需要全部值点。剂量过高会导致患者躁动、失眠、攻击行为和兴奋。剂量应开始非常低，之后慢慢提高，直到找到一个有效的值点。剂量应稳定在尽可能低的水平，超过这个限度就会产生灾难性的后果，比如导致极端的攻击性，引发癫痫发作，或者在少数情况下引发躁狂性精神病。如果在增加剂量时患者出现攻击行为、失眠或躁动，那就必须立即降低剂量。过量服用的第一个症状通常是失眠。

这种矛盾的效果可能发生在所有抗抑郁药物上，因为它们作用于大脑中两条不同的生化途径。一种途径可以刺激人摆脱抑郁，另一种途径可以缓解焦虑。找到合适的剂量如同做一个微妙的平衡动作，不幸的是，许多孤独症患者难以传达他们的微妙反应。

在最近一次美国孤独症协会的会议上，我与四名服用百忧解效果良好的患者进行了交谈。百忧解受到了很多不公平的负面宣传，这种药的大多数问题都是由高剂量引起的。如果一个人开始觉得他已经喝了 20 杯咖啡，那他喝得太多了。立即降低剂量将阻止严重问题的发生。凯西·利斯纳－格兰特（Kathy Lissner-Grant）是一位言语流利的孤独症患者，她说百忧解确实改善了她的生活，阻止了其强迫性思维的产生，而其他抗抑郁药物无法做到这一点。早上 20 毫克是有效的。两名患有孤独症的少年服用 40 毫克的百忧解效果很好。在某些情况下，有效剂量极低。一名 26 岁的低能孤独症患者在开始每周两次服用两粒 20 毫克胶囊后，开始更多地参与社交。由于百忧解代谢缓慢，因此可以每隔一天服用一粒 20 毫克的百忧解胶囊，从而减少开药的剂量。哈迪博士报告说，这对他的许多病人都有效。但是其他药物不能隔天服用，比如丙咪嗪和氯丙咪嗪，因为它们很快就会从身体中消失。与孤独症患者和他们的医生进行的讨论也表明，帕罗西汀、氟伏沙明和舍曲林等新药也是有效的。

我已经连续服用地昔帕明超过 10 年，没有一个休药期。当我读到一些躁狂抑郁症患者在停药一段时间后重新开始服用锂盐但不再有效后，我开始害怕停药。得克萨斯大学医学院的艾伦·C. 斯万（Alan C. Swann）博士说，这种情况会发生在一些人身上，而不会发生在其他人身上。在我的旅行中，我观察到两个丙咪嗪和氯丙咪嗪在病人停止服用后又重新开始服用时不再有效的病案。第一个病案涉及一位大学顺利毕业的孤独症女性，但她无休止的强迫症一直在破坏她的生活。氯丙咪嗪改变了这一点。她的医生给他停药了，但当她的症状复发时，这种药就不再对她有效了。在另一个病案中，一名脑干受伤的女性对光线、声音和触摸变得超级敏感。丙咪嗪大大降低了她的敏感度。她被停用了药物，而药也不再起作用了。然而，这个问题可能只适用于某些药物（如三环类抗抑郁药），而且只在特定的条件下。对许多其他药物而言，停药后又重新服用并不影响疗效。

关于治疗孤独症的药物还有很多未知之处。我是少数几个成功使用相同剂量抗抑郁药物的人之一，这种药物的使用已经持续了 10 多年。来自父母的报告表明，在经过数月的成功治疗后，当焦虑或行为问题复发后，服用剂量的增加会出现许多严重的副作用。如果不增加剂量，其中一些复发症会自行消退。

如果我不能把我的科学方法用来解决问题，我就永远不会发现拯救我生命的药物。由于孤独症的多样性，在服药治疗孤独症方面有太多错误的信息。例如，如果孤独症患者的脑电图出现异常，服用那些可能导致癫痫发作的抗抑郁药物可能是危险的。在这些患者中，其他药物，包括丁螺环酮、可乐定或 β - 受体阻滞剂（如普萘洛尔）都有帮助。

丁螺环酮是一种镇静剂，β - 受体阻滞剂和可乐定是降压药。据拉蒂博士说，β - 受体阻滞剂能大大减少攻击性行为。迪·兰德里（Dee Landry）是科罗拉多州一名高功能孤独症女性。她告诉我，β - 受体阻滞剂可以减轻她的焦虑和感官负担。多年来，她一直在成功地使用它们。我也遇到过两个没有语言表达能力的孤独症青少年，他们因为使用 β - 受体阻滞剂而摆脱了被关在医院病房的命运。到了青春期，这两个男孩变得具有攻击性，开始在家里的墙上凿洞。β - 受体阻滞剂使他们能够继续住在家里。拉蒂医生告诉我，他使用丁螺环酮有不少成功的病例。给患者开丁螺环酮时，应遵循低剂量原则。当使用 β - 受体阻滞剂时，开出的剂量需要达到能正常控制血压的水平。为了防止血压过度下降，必须非常缓慢地增加剂量。患者的血压应该每天监测，以确保血压不会太低。

另一种降压药是可乐定，它在减少感官过度敏感方面非常有用。来自孤独症患者的科学研究和报告都表明，孤独症改善了儿童和成人的行为和社会交往。在国际孤独症研究组织伯纳德·里姆兰（Bernard Rimland）博士进行的一项家长调查中，可乐定是总体行为改善程度最高的药物。在 118 例病例中，51% 的人报告说它具有良好的效果。如果使用可乐定贴片，则不应将贴片切成两半使用。一位家长报告说，她的孩子因为贴片弄湿出现了服用过量的危险状况。

拉蒂博士说，如果可能的话，应该避免使用安定和阿普唑仑等镇静剂。其他药物更适合长期治疗。哌甲酯会使大多数孤独症患者病情恶化，但在一些已知的案例中，它起到了一定的作用。迪·兰德里告诉我，服用哌甲酯稳定了她的感官知觉。天然的褪黑素可以帮助一些孤独症儿童和成人在晚上入睡。里姆兰博士 1994 年的家长调查还显示，补钙对 97 例孤独症患者中的 58% 有帮助。

每一种病例都是不同的。与父母、专业人士和孤独症患者的讨论表明，一些孤独症患者需要药物来控制焦虑、恐慌和强迫症，而另一些患者的症状较轻，可以通过锻炼和其他非药物治疗加以控制。所有的药物都有一定的风险。当决定使用药物时，必须权衡利弊。

类似癫痫的状况

有些孤独症症状可能是由类似癫痫的状况引起的。难以在脑电图上检测到的微小癫痫，发作起来会造成感官混乱、自残行为和攻击性行为的突然爆发。使脑电活动正常化的物质有时能减轻孤独症症状，提高儿童理解言语的能力。

在某些情况下，突然爆发的愤怒实际上是额叶癫痫。如果突然出现发脾气或攻击行为，应该怀疑是这种情况，抗惊厥药物可能会有帮助。即使脑电图检查结果正常，额叶癫痫也会出现，因为除非患者在医生的诊室里发作，否则根本显示不出来。

据里姆兰博士说，一些受到癫痫影响的人对维生素 B6 和镁或二甲基甘氨酸（DMG）反应良好。法国的研究表明，这些补充剂可以改善孤独症住院患者的行为，帮助他们恢复正常的脑电活动。对于那些有癫痫样症状的人来说，比如突然爆发的愤怒或前一分钟笑后一分钟哭，这些药物似乎最有效。它们对那些开始发展正常语言，然后失去说话和理解言语能力的幼儿也很有效。

在严重受损的不会说话的儿童中，在生命早期使用抗惊厥药物可以通过减少听觉处理问题来改善语言，而听觉处理问题会使理解言语几乎不可能。有几位家长报告说，维生素 B6 和镁补充剂改善了孩子的言语能力。治疗癫痫的新药是一个很有前景的研究领域。最近，美国食品和药品管理局批准了一种名为非尔氨酯的新型抗癫痫药物。这种药帮助了两个有严重障碍的孩子。一个听不懂说话，另一个非常好斗，冲动得无法控制。非尔氨酯让第一个孩子恢复了语言能力，并极大地改善了第二个孩子的行为。然而，这种药物必须谨慎使用，因为它会导致再生障碍性贫血。可能需要经常验血以预防可能致命的并发症。

瑞典著名研究人员克里斯托弗·吉尔伯格（Christopher Gilberg）报告说，一种名为乙琥胺的抗癫痫药物可以终止孤独症症状，并使严重孤独症儿童恢复说话能力。芝加哥美慈医院的安德瑞斯·普利厄普利斯（Andrius Plioplys）博士发现，三到五岁的儿童在服用抗惊厥药物丙戊酸后，孤独症症状有所减轻。他们没有癫痫发作，但脑电图有些异常。这些治疗方法最有可能对幼儿产生最好的效果。除了改善听觉处理，使儿童能够准确地听到他人的言语，如果在大脑最容易接受语言学习的儿童早期服用药物，还可能改善语言能力。

为了找到服用抗惊厥药物最有效的孤独症亚型，有必要进行详细的研究。我推测，对于那些在 18 到 24 个月之前发育正常，然后失去言语能力和社交能力的孤独症儿童来说，这些药物可能是最有帮助的。这类儿童比其他儿童更容易发生癫痫和神经测试容易发现的异常。神经学检查通常表明，这类儿童比高度言语孤独症儿童更能证明中枢神经系统受损。然而，一些神经测试结果正常的儿童也可能受益于抗惊厥药物。这些测试可能不够灵敏，无法检测出它们的异常。我患有孤独症，没有经历正常的语言发展时期。不幸的是，目前的诊断系统将所有类型的孤独症归为同一种诊断。从药物的角度来看，这就像把苹果和橘子混在一起。

当三岁以后出现失语时，这种紊乱通常不会称为孤独症，而是称作获得性癫痫失语综合征。一名患有获得性癫痫失语综合征的男孩告诉他的母亲，他的耳朵出了问题，他的大脑运作不正常。他耳朵里嗡嗡作响，听不见说话。患有完整的获得性癫痫失语综合征的儿童常常表现出孤独症行为，如果他们没有丧失所有的语言能力，那么他们的语言能力就会受到极大的损害，他们只会说包括一些名词和动词的单调语句。

以色列的平彻斯·勒曼（Pinchas Lerman）博士发现，使用皮质类固醇治疗有时可以改善语言。泼尼松已经被使用，但它有非常严重的副作用，并且只有当它对患有严重孤独症的儿童有显著的积极作用时才应该使用。勒曼博士认为，在症状首次出现时进行治疗，可以提高药物的疗效。大脑被癫痫活动攻击的时间越长，孩子恢复语言能力的难度就越大。这是一个需要进一步研究的领域。由于语言的丧失可能是由于神经系统的发育不成熟造成的，因此有可能类固醇只能使用很短的时间。

自虐的治疗

一些孤独症患者通过击打头部或咬自己来自残。已经有相当多的研究是关于药物纳曲酮是如何停止这种自我虐待的。这种药物通常用于治疗海洛因过量，通过阻断大脑自身阿片类药物的作用发挥作用。几项不同的研究表明，它通常在阻止严重的自我虐待方面非常有效。在严重的自我虐待中，孤独症患者会撞到自己的头、咬自己或撞到自己的眼睛。罗得岛州艾玛·彭德尔顿·布拉德利医院的罗兰·巴雷特（Rowland Barrett）和他的同事在一项研究中发现，纳曲酮被成功地用于短期治疗，打破了自我虐待的恶性循环。

当第一次服用纳曲酮时，自我虐待可能会暂时升级，因为患者试图保持自身的催眠功能不改变。这种药物对咬自己胸口的种马也有同样的效果。尽管啃咬会暂时加剧，但当马意识到自己无法再得到内啡肽时，就会停止。无论是动物还是人，感觉统合的方法，如按摩、刷洗皮肤和深层按压，有时可以在不使用药物的情况下停止自我虐待。在被攻击的身体部位使用振动器通常是有帮助的。感觉统合训练结束后，接着再短期服用一定的纳曲酮剂量，可能有助于防止问题的复发。

亚利桑那州凤凰城的职业治疗师洛娜·金（Lorna King）观察到，自我虐待的孩子似乎不会感到疼痛。为了减少自我虐待，她会运用感官统合练习，比如用一个厚重的垫子把孩子卷起来并施以深度压力，以及荡秋千。随着虐待行为的减少，感受疼痛的能力也会恢复。洛娜强调，感觉统合的过程绝不能在某人抽打了自己之后立即实施，因为他们会无意中奖赏自我虐待的行为。最好每天在固定的时间进行感觉统合的训练，这样它们就不会与自虐行为联系在一起。

鲍林格林大学的杰克·潘克塞普（Jack Panksepp）发现，纳曲酮还有助于孤独症儿童变得更善于社交，不过找到合适的剂量至关重要。这种药物在美国没有被大量使用的主要原因是其极高的成本。它已经作为海洛因过量使用的一次性治疗剂销售。然而，用于治疗酒精中毒的新剂型可能更便宜。

治疗自虐的另一种选择是百忧解。在一次会议上，我了解到一个人在服用百忧解和色氨酸（一种存在于牛奶、肉类和热带水果中的天然物质，它能提高血清素水平，增强百忧解的效果）的混合用药后，完全停止了对自己身体的虐待。这两种物质同时服用时必须非常谨慎，以防止血清素过量。不幸的是，色氨酸补充剂在美国无法获得，因为在一些人因服用受污染批次的补充剂死亡后，这种物质被美国食品药品管理局（The Food and Drug Administration）禁用了。美国食品药品管理局在规范替代疗法方面过于热心，从市场上撤下色氨酸对孤独症患者造成了伤害。该机构还试图规范对孤独症患者有用的其他补充剂，如褪黑素、二甲基甘氨酸、维生素 B6 和镁剂。

同样，一些医学专业人士对所谓的自然疗法也持反对态度，因为这种疗法在对照研究中往往无法奏效。对其中一些失败最合理的解释是，孤独症是一种非常广泛的疾病，有许多亚型涉及不同的生化异常。色氨酸等补充剂对一个孤独症患者有效，对另一个患者无效。其中一些补充剂可能只对10%的孤独症患者有效，但对这些人来说非常有用。

抗精神病药

一些专业人士可能会批评我写了一些极具争议的实验性治疗方法，但抗惊厥药物的实验远没有一些医生像散发糖果一样为病人开具的高剂量抗精神病药那么危险。某些机构使用的氟哌啶醇和硫哒嗪等药物有时会让孤独症患者活得如同僵尸。

抗精神病药物对神经系统的损害很大，服用高剂量的抗精神病药物几乎总是会破坏神经系统，导致一种叫作迟发性运动障碍的运动失调症状，类似于帕金森病。抗精神病药物的目的是治疗精神分裂症患者的幻觉。对于精神分裂症患者来说，服用氟哌啶醇可能会让患者感受到拥有相对正常的生活和生活完全失控之间的区别。这种选择使得严重副作用的风险可以接受。

有些孤独症患者还患有抽动秽语综合征，其表现为患者每天多次不自觉地重复某些动作（抽搐），或者不自觉地多次说一个简短的单词。这些人通常对非常低剂量的氟哌啶醇反应良好。氟哌啶醇和可乐定是治疗抽动秽语综合征的两种药物。但是没有抽动秽语综合征的孤独症患者通常应该避免使用氟哌啶醇。任何怀疑患有抽动秽语综合征或有家族病史的人也应避免服用哌甲酯，因为哌甲酯会使抽动秽语综合征恶化。

在治疗孤独症这样一种令人困惑的疾病时，总会有人声称自己取得了神奇的突破，也有人说自己遭遇了挫折。对孤独症儿童或成人来说，最重要的是有一位知识渊博、心胸开阔的医生，他会尝试不同的药物，仔细观察它们的效果。如果第一种方法不起作用，他会尝试新的方法。最好避免混合使用多种药物并突然停止治疗。长期使用后应逐渐减少剂量，因为某些药物突然停用可能会造成严重后果。一些药物混合使用也有奇怪的相互作用。两名孤独症儿童的家长报告说，尽管百忧解通常起刺激作用，但百忧解与抗惊厥药物卡马西平混合使用，会让他们的孩子过于困倦，无法正常行动。让孤独症患者同时服用同一类别下的两三种药物毫无意义，但是服用两三种不同类别的药物，如 β - 受体阻滞剂、抗惊厥药物、抗精神病药、三环类抗抑郁药、血清再摄取抑制剂、抗抑郁药，也许在某些情况下是一种有效的治疗方案。尽管如此，我见过太多的孤独症患者服药过量。如果家长和老师每天要花好几个小时去照看孤独症患者，他们往往最能判断一种药物是否有效，尽管聪明的会说话患者应该积极参与评估他们自己的药物治疗方案。

　　许多医生也不认为过敏和食物不耐受会对孤独症症状产生影响。在更严重的孤独症患者身上，这些问题往往更严重。数百名家长告诉我，从孩子的饮食中剔除牛奶、小麦、玉米、巧克力和西红柿等食物，能大大改善他们的行为。目前还没有治愈的方法，但已经有所改善。最容易引起过敏反应的食物是那些构成幼儿饮食的主要部分的食物。通常导致不良行为增加的食物是孩子喜欢的食物，有时孩子会渴望得到被禁止的食物。用来检查过敏的标准皮试通常是不可靠的，并且可能无法检测到食物过敏。一种检查食物过敏的方法是让孩子节食，暂时剔除牛奶和谷物蛋白这两种最严重的过敏源。然而，如果牛奶和乳制品被剔除，儿童必须服用钙补充剂来促进骨骼生长和神经功能发育。

　　家长和老师应该加入诸如美国孤独症协会这样的支持团体，以获得最新的治疗信息。通过内部通信和其他交流，这些团体经常比专业人士更早提供关于新疗法的信息。在孤独症领域，有太多跟风炒作和宣称能治愈该病的疯狂主张。每一项新进展都是有益的，但不会有一种立竿见影的神奇疗法，能像治疗断腿一样治愈孤独症。

　　许多绝望的父母在不同的医院花费数千美元进行无休止的医疗检查，并为此心痛不已。在做了一些基本的测试后，包括一项完整的神经系统检查，以排除诸如脑瘤、癫痫、甲状腺问题、脑积水等疾病，以及像无法确诊的苯丙酮尿症这样的代谢问题，其他的检查都是浪费钱。在孩子两岁或三岁之前，把有限的资金花在让孩子接受一个良好的教育上更好。本章所述的药物均需医生处方。正如前面提到的，一位既了解孤独症又对其治疗持开放态度的医生的护理是最根本的。我给父母的建议很简单，这是一位好医生 40 多年前给我母亲的建议：相信你对医生、对药物、对自己的直觉，最重要的是对孩子的直觉。

相信生化药物的作用

　　虽然本书中记载的医学信息已经有 10 多年了，但仍然是准确的。使用低于正常剂量的选择性血清再摄取抑制剂、诸如百忧解、舍曲林、帕罗西汀和西酞普兰等抗抑郁药物的原则仍然是正确的。许多父母一直在告诉我同样的故事："低剂量服用时表现得很好，但他服用高剂量后变得焦躁不安，无法入睡。"所有类型的抗抑郁药在服用时犯的最大错误是，应该降低的剂量反而增加了。由于大脑中血清素的异常，这些人通常需要更低剂量的抗抑郁药物。有时只需要正常初始剂量的一半到三分之一。很多人告诉我选择性血清再摄取抑制剂类药物对减轻焦虑很有效。

　　市场上有很多选择性血清素再摄取抑制剂类药物。俄亥俄州克利夫兰彩虹儿童医院的马克斯·维茨尼策（Max Wiznitzer）医生、芝加哥的艾德·库克（Ed Cook）医生和纽约西奈山医院埃里克·霍兰德（Eric Hollander）医生经常在高功能孤独症青少年和成年人中使用百忧解。我知道很多专业人士服用百忧解。当他们服用正确剂量的药物时，他们告诉我感觉很好，这对他们的智力没有影响。百忧解是美国食品和药品管理局批准的唯一一种针对 18 岁以下人群的选择性血清素再摄取抑制剂类药物。舍曲林在治疗儿童强迫症方面获得了美国食品药品管理局的有限批准。医生可以根据药品说明书中未列出的适应症给孩子开其他未经批准的药物。许多疾病都有"非标示"用药。一些有效的癌症治疗方案用的也是"非标示"处方。

　　不同的人大脑差异很大，有些人服用其他类型的选择性血清素再摄取抑制剂类药物，比如舍曲林，效果更好。可以尝试一些在基因相关的近似疾病上效果很好的方法。日本研究人员报告说，孤独症患者对选择性血清素再摄取抑制剂类药物反应的差异会受到血清素基因差异的影响。与医生和孤独症患者的讨论表明，在一些人身上，帕罗西汀会导致记忆问题。然而，如果帕罗西汀对患者有效，最好还是继续服用。

如何做出用药决定

所有药物都有风险。我们必须权衡利弊。一个基本原则是一次只尝试一种方案。如果一个孩子在尝试一种药物的同时进入了一所新学校或开始接受其他治疗，那么就很难确定这种药物是否有效。如果可能的话，两到五周后再尝试不同的方案。不要在开始服药的同时开始节食或服用补充剂。

要让一种药物值得冒险，它必须有明显的好处。人们应该说："哇，这药有效！"给孩子服用一种强效药，让他稍微不那么亢奋，可能不值得冒这个风险。如果给一个无法控制愤怒的青少年或成年人服用一种有效的药物来抑制愤怒，而且这种药物能防止他被学校或教养院开除，那么这种风险可能是值得的。当药物服用得当时，它们有助于功能正常化。药物绝不能通过过度镇静用来控制一个人。

药物的相互作用必须加以研究。处方药与非处方药和草药经常起到相互作用。例如，鼻窦或过敏药物可能会降低抗抑郁药的效果。一种药物可以阻断或加速另一种药物的代谢。当这种情况发生时，必须降低或提高剂量。有些相互作用非常危险。贯叶连翘可能会降低艾滋病药物的疗效。同时服用贯叶连翘和抗抑郁药可能导致躁狂。其他药物相互作用可能导致血压升高。葡萄柚汁与许多药物都会发生很强的相互反应。加拿大孤独症专家乔·哈金斯（Joe Huggins）博士解释说，葡萄柚汁对许多药物具有不可预测的增强效果。橙汁没有这种效果。有些营养补充剂是抗凝血药。服用过多的抗凝血药或与阿司匹林一同服用可能很危险。我犯了这个错误，结果导致鼻子大量出血。

人们还必须谨慎更换药品品牌。当我试着把我的抗抑郁药换成普通药时，却没有获得之前的疗效。我的一个好朋友也有类似的问题。药片制造工艺的不同可能会影响它吸收的速度。这可能需要调整剂量。如果使用的是普通药，最好一直使用相同的品牌。

新药并不总是更好

我仍然在服用同样低剂量的抗抑郁药地昔帕明。我已经服这种药25 年了。来自家长们的报告表明，给一个稳定服用某种旧药的人换另一种药服用，有时会产生糟糕的结果。如果一个人的身体状况很好，并且稳定服用某种旧药的合理剂量，那么最好还是继续服用。对于一个新病人来说，我的旧药可能不是一个好的首选，但它对我很有效。如果我连续三天都忘记服用，我会感到很沮丧。不幸的是，大多数科学论文中的药物研究都是几个月的短期研究。因此，当一种新药上市时，人们对其长期风险知之甚少。几乎没有对像我这样的长期患者的研究，我不敢停止服药。我见过太多的灾难，特别是当一个病情稳定的人停止服用他们的药物时。

非典型抗精神病药

当我撰写这本书的时候，这种非典型药物还未问世。精神分裂症的治疗是研发这些药物的最初原因。非典型药物对大脑中的血清素系统和多巴胺系统都有作用。孤独症患者使用这些药物的主要目的是控制青少年和成年人的愤怒。在某些情况下，它们也可以开具给年龄稍大的孩子。印第安纳大学医学院的克里斯托弗·麦克道格尔（Christopher McDougal）博士在严重的自虐病例中使用了非典型药物，但马克斯·维茨尼策博士报告说，纳曲酮治疗自虐取得了成功。在编写本书增订版时，可用的五种非典型药物是利培酮、奥氮平、齐拉西酮、富马酸奎硫平和阿立哌唑。

利培酮是最早发展起来的非典型性药物之一。科学研究表明，它是一种非常有效的药物，用于治疗年龄较大的儿童和成年孤独症患者的暴怒和攻击性行为。与其他药物如百忧解、舍曲林、β-受体阻滞剂或纳曲酮相比，非典型药物有严重的长期副作用。既然它们有更大的风险，就需要更强的药效来让它们值得冒险服用。

在科学文献中有报道说，迟发性运动障碍（一种类似帕金森的疾病）发生在一些服用利培酮的患者身上。体重增加是利培酮和奥氮平的另一个主要的严重副作用，因为它们刺激食欲。一些人体重增加了100多磅，而且药物也会增加患糖尿病的风险。富马酸奎硫平和齐拉西酮能减少体重增加，它们可以代替利培酮。然而，麦克道格博士报告说，富马酸奎硫平在控制暴怒情绪方面可能不如利培酮有效。

使用非常低剂量的非典型药物可以减少副作用。这些剂量可能低于标签上推荐的起始剂量。乔·哈金斯博士每天使用少于2毫克的小剂量利培酮。芝加哥孤独症专家本内特·列文塔尔（Bennett Leventhal）博士说，他使用非常低剂量的阿立哌唑。他说，剂量不同，药效就像来自两种不同的药。他建议使用低剂量。制药公司还开发了将选择性血清素再摄取抑制剂类药与非典型药物结合使用的药物。一些孤独症专家不建议混合使用这两种药物，并表示最好分开使用这两种药物。

黑框警告

美国食品药品管理局已对可能存在更大风险的药物发出黑框警告。许多药物都有这种黑框警告，但非常仔细的监测可以降低风险。美国精神病学会前主席米歇尔·里巴（Michelle Riba）博士和史蒂文·沙夫斯坦（Steven Sharfstein）博士非常担心，选择性血清素再摄取抑制剂类药和三环类抗抑郁药物上警告儿童和青少年有自杀念头的黑框警告标签"可能会对患者的合理获取处方药产生令人不寒而栗的影响"。他们担心需要这些药物的患者将得不到它们。《科学》杂志上的一篇文章指出，剂量过高可能是引发自杀念头的一些问题的原因。一些病人说他们感觉自己像从皮肤里跳出来一样。波士顿麦克莱恩医院的马丁·蒂切斯（Martin Teachers）医生表示，有些选择性血清素再摄取抑制剂类药的剂量过高。在确定正确的抗抑郁药物剂量的前几周，自杀念头可能会有轻微的增加。自杀想法的风险很低。帕罗西汀可能与更大的风险有关。美国食品药品管理局黑框警告的最后两句话写道："服用抗抑郁药物的患者发生这类事件的平均风险为 4%，是服用安慰剂风险的两倍。"在这些试验中没有发生自杀。研究人员对 4400 名患者进行了试验。然而，非典型性疾病的风险，如体重增加和迟发性运动障碍，可能会随着服药时间的延长而恶化。抗抑郁药物的问题通常发生在头几周，然后风险降低。与抗抑郁药相比，非典型药物有更严重的长期风险。

为了做出明智的决定，阅读黑框警告中的实际措辞是很重要的。

很多事情都有风险。汽车和楼梯都很危险，但我们每天都使用它们。没有什么是无风险的。我以前的抗抑郁药现在也有一个黑框警告，但我要继续服用。

注意力缺陷多动障碍和阿斯佩格综合征

一些阿斯佩格综合征患者也可能被诊断为注意力缺陷多动障碍。一些阿斯佩格综合征患者服用哌甲酯等刺激性药物后效果良好。对于患有孤独症或阿斯佩格综合征的高功能群体来说，兴奋剂或其他注意力缺陷多动障碍药物可能有好处，也可能有坏处。一位在计算机行业工作的孤独症患者发现百忧解和哌甲酯是有效的。然而，处于孤独症谱系低端的患者往往在服用注意力缺陷多动障碍药物后效果不佳。兴奋剂必须非常谨慎地使用在心脏可能异常的个人身上。长效的兴奋剂配方可能有更大的风险。一些家长告诉我，在一些孩子身上，改用长效配方出了问题。

不会说话的成年孤独症患者的药物治疗

乔·哈金斯医生治疗的是最困难的低功能患者，这些患者因暴怒或自虐而被赶出庇护工场或教养院。对于这一群患者，哈金斯博士避免使用诸如百忧解这样的选择性血清素再摄取抑制剂类药，而是使用利培酮、β-受体阻滞剂和抗惊厥药物丙戊酸。他使用利培酮来控制愤怒，并将剂量控制在每天 2 毫克以下。抗惊厥药丙戊酸用于控制随机发生的攻击行为，而利培酮用来控制针对人的暴怒效果最好。丙戊酸能控制由轻微癫痫发作引起的狂怒。如果暴怒发作与特定的地点、人或任务无关，可以尝试丙戊酸。抗惊厥药物（如丙戊酸）必须按成人正常高剂量服用。丙戊酸和一些较老的抗惊厥药都有一个严重的黑框警告，即它们会损伤肝脏和血液。必须进行血液检测，以监测是否有问题，以便在发生永久性损伤之前停用药物。问题最有可能发生在前六个月，然后风险就降低了。较新的抗惊厥药更安全，可作为替代品使用，但可能效果较差。然而，哈金斯博士发现丙戊酸是一种非常有效的药物。研究还表明，一种类似的药物双丙戊酸钠对控制暴怒情绪也是有效的。

　　哈金斯博士建议使用普萘洛尔等 β - 受体阻滞剂来治疗无目的的发热和出汗。患者可能听起来上气不接下气，而且愤怒通常不是针对某一个特定的人。马克斯·维茨尼策博士称 β - 受体阻滞剂是被低估了的有用的药物，但它们不能用于哮喘患者。

孤独症患者的饮食和维生素补充剂

　　与许多家长的讨论表明，不含酪蛋白（奶制品）和麸质（小麦）的饮食改善了一些儿童和成人的语言和行为问题。最好的结果常常发生在儿童身上，他们看起来很正常，但在 18 到 24 个月时又退化，失去语言能力。一种非常简单但严格的无谷蛋白饮食方案包括大米、土豆、牛肉、鸡肉、鱼、猪肉、鸡蛋、水果和蔬菜。橄榄油可以代替黄油。一开始最好使用所有新鲜的、未经加工的肉类和农产品。必须避免食用豆制品，减少含糖饮料。如果这种饮食方案能起作用，那么在两到四周内效果就会很明显。坚持这种饮食的人必须服用维生素和钙补充剂。如果这种饮食方案有效，那么就会有一些特殊的不含酪蛋白和谷蛋白的面包和饼干来增加食物的多样性。马克斯·维茨尼策博士说，据家长们报告，补充剂二甲基甘氨酸似乎效果不错。挪威的金维斯布雷格（Knivsbreg）博士和他的同事进行的研究表明，这种饮食方案是有益的。孤独症谱系上的儿童个体差异很大。像控制饮食这样的治疗方法可能真的对一个孩子有帮助，而对其他孩子几乎没有作用。孤独症患者的症状千变万化，这使得有效的科学研究变得困难，因为一些人会对饮食方案做出积极反应，而另一些人则不会。在两到六岁的幼儿中，最好避免服用药物，先尝试饮食方案和一些维生素补充剂。一些儿童对提供 Omega-3 脂肪酸的营养补充剂有很好的反应。一项研究表明，鱼油和月见草补充剂可以减少多动症的症状，改善儿童的阅读和拼写能力。更多信息可以从加州圣迭戈孤独症研究所获得。与正常儿童相比，胃肠道问题在孤独症患者中更为常见。有这些问题的孤独症儿童应该找专家治疗。

选择治疗方案

人们经常争论替代疗法和传统疗法孰优孰劣，有时两者结合效果最好。唐娜·威廉姆斯发现，每天服用小小的四分之一毫克剂量的利培酮，再结合无酪蛋白和谷蛋白的饮食，比单独服药或只遵照饮食方案进食更有效果。在服用利培酮之前，由于感觉超负荷，她无法参加在大型会议中心举行的会议。在另一名成年人中，舍曲林与无谷蛋白饮食结合使用可以减少头痛和感觉敏感性问题。无论是传统的药物治疗还是营养/生物医学方法，都要避免服用过多的药物。添加越来越多的药物或补充剂是错误的，有害的相互作用的风险也会增加。仔细地进行逻辑评估可以找到有效的疗法，以停止使用无效的疗法。

第7章 机器人式的约会：孤独症和人际关系

　　许多孤独症患者都是电视剧《星际迷航》的粉丝。自从这部剧开播以来，我一直是它的粉丝。当我上大学的时候，该剧对我的思想产生了很大的影响，因为每一集都有一条道德主线。这些角色都要尊重一套来自行星联盟的道德准则。我强烈认同剧中逻辑严密的斯波克先生，因为我完全认同他的思维方式。

　　我清楚地记得一个古老的情节，因为它用一种我能理解的方式描述了逻辑和情感之间的冲突。一个怪物试图用石头砸航天飞机，一名乘务员已经遇难。逻辑严密的斯波克先生想在怪物摧毁飞船之前起飞逃离。其他船员拒绝离开，直到他们找到了遇难乘务员的尸体。对斯波克来说，当航天飞机被撞成碎片时，找回一具尸体毫无意义。但是这种归属的感觉驱使其他人去取回遗体，这样他们的同伴就可以有一个体面的葬礼。这听起来可能过于简单，但这段经历帮助我最终明白了我是如何与众不同的。我同意斯波克的观点，但我认识到，情绪往往会压倒逻辑思维，即使这些决定被证明是危险的。

　　对大多数人来说，很自然的社交活动对孤独症患者来说可能是令人畏惧的。当我还是个孩子的时候，我就像一头动物，缺乏本能来引导我，只能通过反复试错来学习。我一直在观察，试图找到最佳的处事方式，但我永远无法适应他人。我必须思考每一项社会互动。当其他学生为甲壳虫乐队着迷时，我把他们的反应称为一种有趣的社会学现象。我是一名科学家，试图弄清当地人的生活方式。我想参加，但不知道怎样参加。

在我的高中日记中，我这样写道："一个人不应该总是一名旁观者——冷漠、客观的观察者，而是应该参与其中。"即使在今天，我的思维也是站在旁观者的角度。直到两年前，我才意识到这是不同的，当时我参加了一项测试，一段古典音乐在我的想象中唤起了生动的形象。我的照片和其他人的很相似，但我总是把他们想象成一个观察者。大多数人看到自己参与到自己的形象中。例如，有一段音乐让人联想到一艘船漂浮在波光粼粼的海面上。我的想象就像明信片上的照片，而大多数人则想象自己在那艘船上。

在我的一生中，我一直是一名观察者，我总觉得自己像一名旁观者。我无法参与高中时期的社会交往。首先，我不明白为什么在科学实验室里有那么多有趣的事情要思考和开展的时候，衣服为什么那么重要，电子学和实验心理学比衣服更有吸引力。我的同事们可以花上几个小时站在那里谈论珠宝或其他一些没有实质内容的话题，他们从中得到了什么？我就是不适应。我从来都不合群，但我有几个朋友对同样的事情感兴趣，比如滑雪和骑马。友谊总是围绕着我的行动展开，而不是我的身份。

即使在今天，我也不太理解人际关系。我仍然认为，性是最大的也是最重要的"系统的罪恶"。用我上高中时的话说，它已经导致许多人名誉扫地、事业衰落。通过阅读和在大会上与人交谈，我了解到，那些在人际关系中适应得最成功的孤独症患者要么选择独身，要么嫁给一个有类似残疾的人。我所说的成功适应，指的是能够过上富有成效、令人满意的生活。当两个孤独症患者结婚，或者一个孤独症患者与一个残疾或古怪的配偶结婚时，婚姻最美满。这两个人在一起是因为他们有相似的兴趣，而不是因为身体上的吸引。他们彼此吸引，是因为他们的大脑思维的方式类似。

我一直保持独身，因为这样做可以帮助我避免许多复杂的社交场合，这对我来说很难处理。对于大多数孤独症患者来说，身体上的亲密感与不理解基本的社会行为是同一个问题。在大会上，我与几位在约会时被强奸的女性交谈过，她们不明白性兴趣的微妙暗示。同样，想要约会的男人往往不知道如何与女人相处。他们的经历让我想起了《星际迷航》中的机器人达塔。在其中的一集里，达塔约会的尝试变成了一场灾难。当他试图变得浪漫时，他会用科学术语来赞美他的约会对象。即使是非常健全的孤独症成人也有这样的问题。

在《临界消息》一书中，男主人公保罗·麦克唐奈（Paul McDon-nell）描述了一次约会的经历，他解释道："我们之间一切都很好，直到我开始一心想要经常见到她。"保罗意识到，当那个女人只是想和他做朋友的时候，他却强迫她花越来越多的时间和他在一起。他没有意识到他的女朋友不希望经常在一起。思维僵化的成年孤独症患者在尝试约会时遇到的问题甚至更糟。他们不知道什么是得体的行为。一位年轻人对一名女孩产生了兴趣，他去女孩家时戴着橄榄球头盔把自己伪装起来。他认为从她的窗户往里看是可以的。在他的视觉思维中，他认为既然自己不会被认出来，就可以站在外面盯着她看。

虽然业务关系很容易通过死记硬背来学习，但约会却很难。对我来说，租房和找工作所需的社交技巧比约会所需的社交技巧更容易掌握，因为在复杂的社会交往中，我几乎没有什么情感线索来指导自己。在我的一次演讲之后，我收到了一位患有孤独症的年轻人寄来的一封完全不合时宜的情人节贺卡，这是类似三年级小学生给彼此的那种情人节礼物。他希望我认真考虑他的求婚，但我没有理睬他，他很失望。

我没有回信，因为我的经验告诉我，回复这类信件只会鼓励对方。他的老师需要向他解释，向你刚刚认识的人求婚是不可接受的。和我一样，他也必须学会社会交往规则，就像他要学习拼写一样。当我不得不处理家庭关系时，当人们用情感而不是理智来回应彼此时，我需要和朋友进行长时间的讨论，请他们充当翻译者的角色。我需要他人帮助我理解社会行为是由复杂情感而不是逻辑驱动的。

汉斯·阿斯佩格指出，正常儿童在无意识的情况下获得社交技能，因为他们是靠本能学习的。对于孤独症患者而言，"社会适应必须通过理智来进行"。我在前几章提到的 27 岁的孤独症研究生吉姆也做了类似的观察。他说，孤独症患者缺乏使沟通成为一个自然过程的基本本能。孤独症儿童必须系统地学习社交技能，就像他们学习学校课程一样。吉姆·辛克莱总结道："社会交往涉及大多数人不需要学习就能知道的东西。"他自己也不得不问很多关于别人经历的细节问题，而其他人则必须想出如何做出恰当的回应。他描述了他如何为每一位新认识的人设计出"独立的翻译代码"。同样地，托尼·W. 对他人的感受有一种理智的感知，但他自己并没有经历过这些感受。唐娜·威廉姆斯描述了她是如何复制情绪，使自己表现得正常的，但这是一个纯粹的机械过程，就像从电脑中检索文件一样。

我体会不到细微的情感暗示。我必须通过反复实验来了解某些手势和面部表情的含义。当我开始我的职业生涯时，我经常通过电话进行初次接触，这更容易，因为我不需要处理复杂的社交信号。这帮助我迈出了第一步。在第一次通话后，我会给客户发送一份项目建议书和一份展示以前工作照片的小册子。打电话让我能够展示我的资历，而不是展示我的书呆子形象，直到我被雇来设计这个项目。我还擅长在电话上为亚利桑那养牛者协会的年度杂志推销广告。我只需要给一家大公司打电话，与其广告部接洽。我不在意任何人的职务或社会地位的高低。其他孤独症患者也发现，与他人通过电话成为朋友比面对面建立关系更容易，因为要处理的社交暗示更少。

孤独症患者往往不容易说谎，因为欺骗涉及复杂的情感。当我一时冲动不得不撒一个善意的小谎时，我变得非常焦虑。为了能够说出最小的谎言，我必须在脑海中排练很多次。我对其他人可能会问的所有问题进行视频模拟。如果对方提出一个意想不到的问题，我会感到恐慌。除非我事先排练好了所有可能的反应，否则在与人交往时说谎是极其困难的。说谎是非常容易引起焦虑的，因为它需要对微妙的社交暗示做出快速的解释，以确定对方是否真的被欺骗了。

一些研究人员不相信孤独症患者有欺骗的能力。他们赞同乌塔·弗里斯关于孤独症的观点，即孤独症患者缺乏"心智理论"。根据弗里斯的说法，许多孤独症患者无法弄清另一个人可能在想什么。的确，患有严重认知缺陷的孤独症患者无法从另一个人的角度看问题。但我总是用视觉化和逻辑来解决问题，弄清楚人们会如何做出回应，我也总是能理解欺骗。

当我还是名小学生的时候，我玩捉迷藏游戏。我学会了如何把树叶塞进我的外套里并把外套挂在树上，骗寻找者走错路。我还让我所在的整个寄宿学校都相信，当我在另一个女孩的窗前挥舞一个装有手电筒的纸板做的碟状物时，他们看到了一只飞碟。当她问起我这件事时，我告诉她，她可能看到一块绝缘材料从我们尚未完工的宿舍屋顶上掉下来。为了不让她把我的不在场和飞碟的出现联系起来，我对这次目睹飞碟事件演练了一系列的解释，包括绝缘材料的掉落。我的策略成功了。两天之内，大多数学生都认为看到了一个真正的飞碟。这种欺骗很容易，因为我在想象中把我要讲的故事都演练了一遍。

我一直很喜欢这类把戏，因为它们需要生动的想象力，而我有丰富的想象力。我的动机和黑客入侵电脑的动机是一样的。我很认同聪明的黑客。如果我现在 14 岁，我肯定会一直干下去，只为看看自己是否能做到。不过，我永远不会从事有害的欺骗行为。在某种程度上，我想这些技巧可以替代更深层次的人际关系。它们让我不用与他人互动就能了解他人的世界。

孤独症患者经常被利用。保罗·麦克唐奈记下了自己被他人背叛的痛苦经历，他把此人当朋友，可是自己的钱却被偷，车也被毁了。他没有意识到麻烦即将出现的社交信号。对我来说，理解欺骗的概念很容易，当它涉及用飞碟玩把戏或把树叶塞满大衣时，理解暗示一个人不真诚的社交线索要困难得多。在大学里，我被那些假装是我朋友的同学出卖了。我把内心深处的想法告诉了他们，接着我就知道他们在聚会上以此为谈资笑话我。

随着时间的推移，我建立了一个庞大的关于过去经历、电视、电影和报纸的记忆库，以让我避免因孤独症而造成的社交尴尬，并且我用这些记忆来引导自己以一种完全合乎逻辑的方式做决定。我从经验中学到，某些行为会让人发疯。在我年轻的时候，我的逻辑决策经常是错误的，原因是它们基于的数据不足。今天好多了，因为我的记忆包含了更多的信息。利用我的视觉化能力，我从远处观察自己。我把它称为角落里的小科学家，就好像我是一只从高处观察自己行为的小鸟。这个想法也被其他孤独症患者报道过。阿斯佩格博士指出，孤独症儿童经常观察自己。他们把自己看作感兴趣的对象。肖恩·巴伦在其所著《男孩肖恩：走出孤独症》中描述了通过与自己对话来找出社交错误的过程。他把自己分成两个人，把对话表演出来。

安东尼奥·达马西奥认为，中风后突然失去情绪的人往往会做出灾难性的财务和社交决策。这些患者有着完全正常的思维，当被问及假想的社会情境时，他们的反应也很正常。但当他们不得不在没有情感暗示的情况下快速做出决定时，他们的表现就会失常。这一定是突然变得自闭了。我能应对中风患者无法处理的情境，因为我从一开始就不依赖情感暗示。在我 47 岁的时候，我有了一个庞大的数据库，但我花了几年的时间来建立我的经验库，并学会了如何以适当的方式行事。直到最近我才知道，大多数人严重依赖情感暗示。

多年以后，通过死记硬背的方式，我已经学会了在不同的情况下如何行事。我可以快速搜索我的影像记忆光驱，并迅速做出决定。借助图片思考要比用言语思考来得容易。而且，正如我所说，我尽量避免那些让自己陷入麻烦的情景。当我还是个孩子的时候，我发现自己不可能学会社交暗示。当我父母考虑离婚时，我妹妹感到了压力，但我什么也没有感觉到，因为迹象很微妙。我父母从来没有在我们面前吵架。感情摩擦的迹象让我妹妹感到压力很大，但我甚至意识不到。由于我的父母彼此没有表现出明显的、公开的愤怒，所以我理解不了。

注意力转移的生理问题使社会交往更加复杂。由于孤独症患者比其他人需要更多的时间将注意力转移到听觉和视觉刺激上，他们发现跟上快速变化的、复杂的社会交往愈加困难。这些问题可以用来解释孤独症患者杰克曾经说过的话："如果我与人交往太多，我就会变得紧张不安。"观看录像可以极大地帮助学习社交技巧。我逐渐学会了通过观看录像和体会一些容易量化的暗示来提高我的公共演讲水平，比如纸张发出的沙沙作响的声音表明我的演讲很无聊。这是一个持续改进的缓慢过程，无法瞬间取得突破。

弄懂如何进行社会交往，比解决工程问题要困难得多。我发现，用浸牛缸或畜栏设计的知识来对我的视觉记忆进行编程要相对容易些。

最近我参加了一个讲座，讲座上有一位社会科学家说人类不像电脑那样思考。在当日的晚宴上，我告诉这位科学家和她的朋友，我的思维模式类似于计算机，我能够一步一步地解释我的思维过程。当她告诉我她无法描述她的思想和情感是如何结合在一起的时候，我有点震惊。她说，当她思考一些事情时，事实信息和情感被结合成一个无缝的整体。我终于明白为什么那么多人让情绪扭曲事实。我的头脑总是能把两者分开。即使在我很沮丧的时候，我也会一遍又一遍地回顾事实，直到得出一个合乎逻辑的结论。

多年来，我已经学会变得更加圆滑和变通。我学到了除非得到雇主的允许，否则我绝不能越权。从过去的经验中，我学会了如何避免可能被利用以及可能打击自信心的情景。为了掌握社交策略，我在《华尔街日报》等刊物上阅读了有关商业交易和国际谈判的文章，然后我把它们当作模式来参考。

我知道我的生活中有一些缺憾，但我有一个令人兴奋的职业占据了我醒着的每一个小时。让自己忙碌可以让我忘记我可能错过的事情。有时，父母和专业人士过于担心成年孤独症患者的社交生活。我通过我的工作与社会接触。如果一个人发展了她的天赋，她就会和与她有着共同兴趣的人接触。

例如，在过去20年里，我与吉姆·乌尔共事。他建造了我的20多个项目，他是我最亲密的朋友之一。建筑是他的生命。他的创业生涯开始于他家后院的一个小工具间，现在他的企业已经成长为一家为亚利桑那运输部和一些矿井提供重要服务的大公司。我们只是喜欢谈论合同。我一生中最美好的时光都是在建筑项目设计中度过的。我能与那些能产生具体成果的人打交道。看到我的图纸变成了钢筋和混凝土，我很兴奋。建筑工人喜欢抱怨坐在办公室里的蠢人，当他们抱怨办公室里那些不懂设备或施工的"西装革履的上班族"时，我却和他们相处融洽。多年来，我与许多工作人员和许多不同的承包商一起工作。他们都喜欢抱怨和讲述建筑行业里相互争斗的故事。我和他们在一起没有任何问题，我也成了他们中的一员。我与建筑工人和技术人员相处融洽的另一个原因是，我们大多是视觉思考者。

我的非孤独症朋友告诉我，维护好与他人的关系是大多数人生活的目的，而我对我的项目和某些地方非常依恋。有一年，我和吉姆开车去了斯科茨代尔饲料场，那里现在已经关闭，部分被拆除了。只剩下几根柱子、饲料厂的几个罐子，以及一间废弃的、毁坏的办公室。牲畜围栏被当作废钢卖掉了。这使我很不高兴，我不知道我们是否应该来。经理办公室的窗户坏了，木镶板在雨水的作用下也变形了。立在那里为数不多的几根柱子，其中有一根是 20 年前我被那个牛仔工头挡住的篱笆门的门框。

看着斯威夫特工厂慢慢地自我毁灭，且知道它即将关闭，这让我非常沮丧。我猜我和汤姆·罗勒、诺布·戈斯科维茨以及那里的其他人的关系是我拥有过的最亲密的关系。在斯威夫特工厂，我对生命的意义有了一些最深刻的思考。它关闭的记忆比任何其他记忆都更具毁灭性。写到这里，我还是忍不住要哭。

我的认同感与那家工厂紧密相连，就像我在高中时房间里的物品就代表我一样。后来，当我离开那里去度暑假时，我不想把墙上的任何装饰都收拾起来，因为我觉得我会不知何故失去自我。我在宿舍有一间特别的阁楼，那里是我思考和冥想的地方。去那个被称为"乌鸦窝"的特别的房间，对我的幸福感至关重要。当宿舍的建设完成后，我就再也不能自由出入了，一扇锁着的门禁止我进去。我很不高兴，后来校长给了我一把钥匙。

　　我还记得姨妈布里钦去世时，我很难过。但当我得知她的牧场要出售时，我更难过了。一想到要失去这个地方，我就悲痛欲绝。汉斯·阿斯佩格也观察到孤独症患者对某些地方的强烈依恋。他指出，孤独症儿童比正常儿童需要更长的时间来克服思乡情绪。有一条情感纽带联结着家里的物品和在家每天要做的事。也许这是因为孤独症患者对人缺乏强烈的情感依恋。我想斯波克先生会理解的。

更新：学习社交技巧

　　在过去的 10 年里，我对人与人之间的关系有了更多的了解。我认识到彰显我身份的是我的行动，而不是我的感受。在我的生活中，我用理智的复杂性取代了情感的复杂性。快乐的人往往拥有志同道合的朋友。计算机程序员和其他程序员在一起时很开心，他们可以谈论编程。我和孤独症谱系上的一位女士聊天，她在一个科幻小说俱乐部遇到了她的丈夫。她撰写技术手册，而她的先生在计算机行业工作。他们都喜欢美食，他们认为美好浪漫的夜晚是去一家相当不错的餐厅，花时间谈论电脑数据存储系统。正常人很难理解为什么这种特殊的兴趣如此吸引人。

培养共同的兴趣

　　社会交往围绕着共同的兴趣展开。当我在高中被其他孩子取笑的时候，我很痛苦。我唯一没有被取笑的地方是在骑马和火箭模型俱乐部。对这些特殊兴趣感兴趣的学生并不是那些戏弄别人的孩子。这些活动是我们共同的兴趣。

　　我强烈推荐那些可以分享共同兴趣的爱好和职业。能够培养人才的导师可以帮助学生成功。应鼓励孤独症谱系上的学生参加机器人俱乐部、合唱团、诗歌小组、童子军或国际象棋俱乐部等活动。我 20 世纪 50 年代的成长经历对我很有帮助，因为我养成了遵守秩序和分享的习惯。如今，患有阿斯佩格综合征的一些学生在团队合作制造机器人时遇到了困难。与他人合作应该是活动的一部分。小孩子需要被教导遵守秩序，因为这将使他们长大后更容易与另一个人一起工作。今天有太多的活动是独立完成的。像《星际迷航》大会或历史学会这样的特殊利益团体，是建立人脉、寻找志同道合者的好地方。孤独症谱系内抑郁和不快乐的人通常没有能与他人分享的兴趣。

有一些非常聪明的阿斯佩格综合征患者和高功能孤独症学生需要从高中的社交压力中解脱出来。毕竟，与青少年交往并不是一项重要的生活技能。我坚信将患有孤独症的小学生纳入主流，这样他们就可以和正常的孩子进行社交。低功能孤独症学生通常在高中表现得很好，因为对其他学生来说，他们的残疾是显而易见的，且不应该被取笑。但对于一些高功能孤独症高中生来说，在网上或社区学院上课可能更加明智。

学习礼仪与社会生存

我认为一些高功能阿斯佩格综合征患者正面临严重的就业问题，因为今天的社会没有教会他们社交技能。一个颇有才华的男性阿斯佩格综合征患者因为评论肥胖的读者而被图书馆解雇了。妈妈曾教导我，说这种评论很不礼貌。尽管诚实是最好的策略，但我对他人外表的看法通常很不受欢迎。通过许多具体的例子，当我需要保持沉默的时候，我表现出了一种"粗鲁的诚实"。所有的社交技巧都是通过许多具体的例子来学习的，我可以把这些例子划分为诸如"粗鲁的诚实""与新客户的介绍惯例""如何处理同事的嫉妒"等范畴。随着我获得越来越多的经验，我把每一次新的社会经验都放到了相应的社交文档中。同事的嫉妒很难处理。在一家工厂，一个嫉妒心强的工程师弄坏了我的一些设备。今天我学会了如何让他参与到项目中，让他觉得自己是其中的一分子，从而减少他的嫉妒。我也学会了在嫉妒者做得好的时候赞美他们。今天，我只是接受了嫉妒是人类一种糟糕的特性这一事实。项目要想完成，必须化解嫉妒情绪。

社交技能与社会关系

学习社交技巧就像学习如何在戏剧中表演一样。社交技能是可以传授的，但社会情感联系是无法传授的。社交技能和情感联系是两码事。家长们经常问我："我的孩子会和我有真正的情感关系吗？"有时候，父母很难接受自己孩子的大脑连接与常人不同。纯情感的社会情感关系可能引不起孩子的兴趣。孤独症的差异很大，有些人会比其他人在情感上联系更加紧密。

调节情绪对我来说很困难。有一次我在飞机上看电影笑得很厉害，很多人都开始盯着我看。当我在看悲伤的电影时，我哭得比大多数人都要伤心。我的情绪要么开启，要么完全关闭。我有四种简单的情绪——快乐、悲伤、恐惧和愤怒。我从来没有体验过这些情绪混合在一起是什么滋味，但我可以快速转换情绪。

在我因为向一个取笑我的女孩扔书而被一所大型女子学校开除后，我学会了把愤怒变成哭泣。我无法改变这种情绪的强度，但我可以换一种不同的情绪。在我的寄宿学校，我因为被取笑和别人大打出手之后，骑马就被取消了。因为我想骑马，我立刻哭了起来。大哭让我不会因为打人或扔东西而失去工作。在斯威夫特工厂，我常常躲到养牛场里哭泣。今天，任何形式的暴力行为在工作场所都是不能容忍的。

微妙的情感线索

我第一次了解到微妙的眼神信号是在我 50 岁出头的时候。我不明白为什么眼神交流如此重要。在我读到西蒙·巴伦 - 科恩的《心灵失明》（*Mind Blindness*）之前，我对眼睛运动的整个秘密世界一无所知。语气是我学会的唯一微妙的信号。很明显，当其他人通过大喊大叫来表达愤怒，通过哭泣来表达悲伤，或者通过大笑来表达快乐时，我能识别出他们强烈的情绪。

我母亲在她所著的《我口袋里的一根刺》（*A Thorn in My Pocket*）一书中写到了她婚姻中的困难。当我还是个孩子的时候，我没有注意到父母之间的情感波动。我没有意识到冲突的迹象，因为它们很微妙。他们很少对彼此大喊大叫，也从不互相殴打或扔东西。

研究表明了什么

关于孤独症患者面部感知异常的科学论文已经发表数百篇。归根结底，孤独症患者的杏仁核（情绪中心）是不正常的，孤独症患者在识别人脸时使用不同的大脑回路。我仍然有一些尴尬的时刻，因为我识别不出五分钟前遇到的一个人的脸。但我能认出和我在一起很长时间的人。如果一张脸有一个非常独有的特征，比如长有一个大鼻子，我能记得。关于人脸识别和眼睛信号的研究数量远远超过关于孤独症患者如何思考或感知感官输入的论文数量。普通人更感兴趣的是研究情绪，而不是研究感官问题或天才般的技能如何发挥作用。我希望科学家们能在感官问题上多花些时间。感官过度敏感的严重问题破坏了很多孤独症患者的生活。最痛苦的人是那些有严重感官问题的人，他们无法忍受餐馆或办公室的环境。如果你的耳朵在电影院、体育场或繁忙的街道上受到正常噪音的伤害，你就无法参加社交活动。

第8章 以牛的视角：与动物的联系

美国三分之一的牛和肉食猪都是在我设计的设施里屠宰的。在我的职业生涯中，我一直致力于研究改善牲畜待遇的系统。我的设计遵循的原则是利用动物的自然行为模式来鼓励它们自愿地在设备中移动。如果一头牲畜畏缩不前，拒绝穿过那条通道，你需要找出它为什么害怕和拒绝移动。不幸的是，人们经常试图用武力来纠正这些问题，而不是通过理解动物的行为。我和这些动物的联系可以追溯到我第一次意识到挤压机可以帮助我缓解焦虑的时候。从那以后，我一直从它们的视角看世界。

人们总是问我这些牛是否知道它们将被宰杀。多年来，我在许多肉类加工厂观察到，使牛害怕的事情通常与死亡无关。是一些小事情让它们踌躇不前，拒绝移动，比如看到一截小链子从通道的栅栏上垂下来。例如，领头的动物会停下来看一截晃动的链子，随着链子的晃动，它的头也会前后摆动。它不关心被屠杀，但它害怕一截抖动的小链子，看起来放错了地方。

大多数人没有注意到这些简单的事情，因为当牛拒绝穿过通道或离开围栏时，工厂员工又戳又捅，让牛躁动不已。当牛兴奋时，不可能确定是什么在困扰它们。它们会进入反捕食模式，挤作一团，焦躁不安地绕圈徘徊，把头都朝向群体的中心。哪怕是最不起眼的干扰也能阻止一群牛穿过通道。我记得有一次，一家肉类加工厂一片混乱，因为一个塑料果汁瓶掉进了牛排队进入工厂的入口处，它们坚决不肯跨过白色的塑料瓶。任何引起视觉对比的东西都会引起动物的注意。它们害怕混凝土地板上的排水口，或者水坑里闪闪发光的倒影。有时移动头顶上的灯以消除地板或墙壁上的反射，会使牛和肉食猪移动起来更容易。光线不好会引起很多问题。牛和肉食猪不会走进黑暗的地方，所以安装一盏灯来照亮通道的入口会吸引它们进入。动物和人一样，也想看清自己要去哪里。

当我设想自己是一头牛，我就真的必须是那头牛，而不是一个把自己打扮得像牛一样的人。我用我的视觉思维能力来模拟动物在特定情况下的所见所闻。我把自己放在它的身体里，想象它经历了什么。它是最终的虚拟现实系统，但我也利用了自己已经形成的温柔善良的共情能力，这样我的模拟就不仅仅是一个机器人计算机模式了。还得加上我所有关于牛的行为模式和本能的科学知识。我不仅必须遵守牛的行为准则，还得想象通过牛的感觉系统来体验世界是什么样子。牛有非常广阔的视野，因为它们是被捕杀的对象，所以它们时刻警惕着危险的信号。同样，有些孤独症患者就像生活在一个充满危险捕食者的世界里的成天担惊受怕的动物。他们生活在一种持续的恐惧状态中，担心日常生活的变化，或者因周围的物体被移走而感到不安。这种对变化的恐惧可能是古老的反捕食者系统被激活的结果，而这种系统在大多数人身上是被阻断或掩盖的。

在动物王国里，恐惧是一种普遍的情绪，因为它提供了躲避捕食者的强烈动机。恐惧也是孤独症患者的主要情绪。特蕾泽·诺利夫写道，保持一切不变有助于她避免一些可怕的恐惧。托尼·W.写道，他生活在一个充满白日梦和恐惧的世界里，对一切都感到恐惧。在我开始服用抗抑郁药之前，我日常生活中的一些细微的改变会引起恐惧反应。有些时候，我被一些琐碎的变化造成的恐惧所支配，比如切换到夏令时。这种强烈的恐惧可能是由于神经系统有缺陷，这种缺陷使神经系统对正常人觉得轻微的刺激也很敏感。

为了生存，牛羊等猎物必须时刻保持警惕，一旦发现捕食者就会逃跑。牛和羊有超灵敏的听觉、敏锐的嗅觉，而且它们的眼睛长在头的两侧，所以它们可以一边吃草一边环伺四周。它们对高音比人类更敏感，能听到人类听力范围之外的声音。

对它们来说，高音比低音更令它们不安。美国农业部驻得克萨斯州的研究人员汤姆·坎普（Tom Camp）发现，室外电话发出的响亮的铃声会使一头小牛的心率每分钟加快 50 ~ 70 次。除了我，不太可能有人注意到，让牛心烦意乱的声音，与许多听觉过度敏感的孤独症儿童无法忍受的是同一种声音。突然的一阵类似于半挂卡车空气制动器发出的嘶嘶响的声音，会引起小牛犊和牛的强烈惊吓反应。当牛犊听到这种声音时，它们会立刻把耳朵贴在头上，然后后退，以远离噪音的来源。和牛一样，孤独症患者也有过于警惕的感觉。

即使是今天，一个人在半夜吹口哨也会让我心跳加速。高音是最糟糕的。高而快速重复的声音会刺激神经系统。P. B. 麦康奈尔（P. B. McConnell）和他在德国的同事 J. R. 贝里斯（J. R. Baylis）发现，驯狗师会用断断续续的高音来刺激狗做一些像取东西这样的事情，而用低沉的声音来让狗停下来，如同对马说"吁"。对驯养的动物而言，高音有轻微的激活作用，但在野生动物和孤独症儿童中，它们引发了巨大的恐惧反应。

与大众流行的说法相反，牛和其他牲畜可以看到颜色，但它们的视觉系统最适合探测新奇的运动。牛的视觉就像在头部两侧安装了广角镜头。这些动物有 360 度的视角，除了身体后面的一个小盲点外，它们能看到周围的一切。然而，它们为广角视觉所付出的代价是它们只能在一个非常狭窄的领域感知到深度。为了做到这一点，牛必须停下来把头低下。食肉动物，如狮子、狗、猫和老虎，它们的眼睛都长在头部的前端，这使它们能够感知深度，并在跳跃和击倒猎物时准确判断距离。头部前端的眼睛提供更好的双目视觉，而头部两侧的眼睛提供扫描环境的能力，并时刻保持警惕。

在古老的美国西部，新奇的事物有时会在赶牛的时候引发踩踏。一顶帽子在风中飘，或者一匹马弓背跃起，都会激起逃跑的本能。然而，使牛对新奇事物失去敏感性是可能的。例如，菲律宾的小牛犊从出生起就在高速公路上吃草。它们知道高速公路上所有的风景和声音都不会伤害它们。这些驯服的、断开缰绳的动物对任何事情都不会感到不安。

美国牧场上的大多数牛接触到的新鲜事物要少得多。落在篱笆上的外套和帽子常常会使它们踌躇不前，不愿走过。当一头公牛在它熟悉的饲养场围栏里平静下来时，落在围栏上的同一顶帽子或同一件外套可能会先激起它的恐惧，然后才是好奇。小公牛会转过身来，看看那件外套，然后小心翼翼地靠近它。如果外套不动，它最终会去舔那件衣服。在风中飘动的外套更有可能让动物感到害怕，它们会保持距离。在野外，突然的移动是危险的信号：可能是丛林中的狮子，也可能是躲避捕食者的动物。

牛对看起来不合适的物品的反应，可能类似于孤独症儿童对环境中细微差别的反应。孤独症儿童不喜欢任何看起来不合适的物品，如家具上垂下来的线、皱巴巴的地毯、书架上歪歪扭扭的书。有时他们会整理书籍，有时他们会害怕。他们的恐惧反应可能类似于牛对通道里的咖啡杯或篱笆上的帽子的反应。孤独症儿童也会注意到正常人忽略的细微差异。这是一种古老的反捕食本能吗？在野外，树上折断的树枝或被弄乱的地面可能是附近食肉动物活动的迹象。能够生存下来并避开狮子的动物，是那些在发现变化的警告信号方面发展出最佳能力的动物。

牛、鹿和羚羊会转过头，面对一个不会立刻构成威胁的潜在危险。牧场上的牛会转过头来面对走近它的人，非洲平原上的羚羊会转头朝向狮子，有时还会跟着狮子。毕竟，他们能看到的狮子比他们看不见的狮子威胁小。动物们会跟着狮子，但会保持安全距离，这样就能立即逃跑。这被称为动物的逃生区。

开阔的牧场上的放牧者可以利用逃生区的原则高效快速地驱赶成群的动物，逃离区域的大小取决于牛的驯服程度。被驯服的奶牛可能没有逃离区，它们会接近人类任由人爱抚。在西部牧场饲养的肉牛并不完全驯服，如果人们离它们太近，它们就会走开。逃离区从五英尺到一百多英尺不等。兴奋的牛比平静的牛有更大的逃离距离。H. 贺迪加（H. Hedigar）在他的《动物园和马戏团动物的心理和行为》（*The Psychology and Behavior of Animals in Zoos and Circuses*）一书中指出，驯服是人为地消除动物和人之间的逃生距离。

如果人们在牛群集体逃离区域的边缘工作，以安静而有序的方式驱赶牛群是相当容易的。然而，对逃离区的深度入侵可能会引起牛群的恐慌。如果它们被困在围栏里，它们可能会试图跳过栅栏，以增加自己和一个有威胁的放牧者之间的距离。

治疗专家观察到，孤独症儿童在排队等候时，如果站得离其他孩子很近，就会大发脾气。当其他孩子侵犯他们的私人空间时，他们会变得紧张。如果另一个孩子不小心和他们擦身而过，他们会像受惊的动物一样向后退缩。轻微的意外触碰会引发逃离，而强有力的触摸，就像一群紧紧挤在一起的牛所承受的压力，会让牛平静下来。

我在动物研究方面取得的成功很大程度上来自一个简单的事实，那就是我看到了它们的行为和某些孤独症行为之间的各种联系。另一个例子是，牛和孤独症患者的习惯都十分固定。日常生活的改变会导致孤独症患者发脾气。这种变化过去常常使我非常焦虑。牧场主们发现，必须鼓励初来乍到被安置在新牧场上的牛在整个区域吃草。我观察到一群懒惰的公牛，它们不肯走不到四分之一英里的路到一片更好的牧场去。为什么牛会这样？这可能与躲避捕食者的本能有关。当牛知道某个区域是安全的，它们就不愿意迁移到一个新的区域，因为这片新的区域可能会有危险。

我和肯·奥德（Ken Odde）在科罗拉多州立大学进行的一项实验表明，牛非常不愿意改变之前习得的安全路线。牛被要求在一条通向狭窄溜槽的通道和一条它们可以直接穿过的通道之间做出选择，它们很快就学会了避开通往挤压溜槽的一侧通道。当通道被调换时，大多数牛都拒绝改变方向以避免约束。被关在一个挤压的溜槽里有点不舒服，但也不至于让它们讨厌到愿意改变之前学过的安全路线。然而，当真正痛苦或不愉快的事情发生时，大多数动物会迅速改变以避免受到约束。科罗拉多州立大学的学生玛丽·坦纳发现，奶牛场里的大多数奶牛都愿意进入挤奶间的两侧，但有几头奶牛非常顽固，总是从同一侧进入。

初步证据表明，越是紧张和容易激动的奶牛，越不愿意改变之前习得的安全路线。抗拒改变的缘由在一定程度上是为了减少焦虑。根据我自己的经验，高中课程表的微小变化，或者从夏令时改到标准时间，都会引起严重的焦虑。我的神经系统和其他一些孤独症患者的神经系统会毫无理由地处于一种高度兴奋的状态。在我服用抗抑郁药物之前，我的神经系统一直准备着要逃离捕食者。微不足道的小焦虑引起的反应如同被狮子攻击一样。这些问题是由我的神经系统异常造成的。现在药物已经让我的神经平静下来了，我可以从容应对日常生活中的微小变化。

对于半野生的牛来说，最让它们焦虑的事件之一就是当人们入侵它们的逃离区时，它们无法逃开。一个人斜靠着通道的上端，对没有完全驯服的肉牛来说构成了很大的威胁。如果牛看到前面有人，它们也会畏缩不前，拒绝穿过通道。这也是我设计了具有坚实边沿的弯弯曲曲的单排通道的原因之一。它们有助于使牛保持平静。坚固的侧面可以防止动物被人或其他移动的物体吓到。弯曲的通道比笔直的通道效果更好，因为牛看不见前面的人，而且每头牛都认为自己要返回原来的地方。

对这么多种不同敏感的理解，使我有可能找到方法来安抚动物园里那些轻浮的羚羊，而其他人却认为训练它们在兽医检查过程中保持合作是不可能的。这些程序通常非常令动物紧张，因为动物要么被麻醉枪射中，要么被人抓住。如果在给动物喂食的同时，逐渐地、悄悄地引入这些事物，它们就能被训练成接受新程序以及新奇的景象和声音。我和三名学生梅根·菲利普斯（Megan Phillips）、温迪·格拉夫汉姆（Wendy Grafham）和马特·鲁尼（Mat Rooney）一起训练白斑羚和邦戈羚羊自愿进入一个胶合板箱子，在兽医检查血液和注射等过程中站着不动。箱子坚固的侧板给了动物一种安全感。当它们欢快进食的时候，兽医就完成了要做的事。在训练过程中，我们必须小心避免在这些被捕食物种中引发大规模的恐惧反应。对箱子上的门的声音和移动以及把手伸进箱子并触摸它们的人，必须谨慎消除羚羊们对它们的敏感性。

这些狡猾的动物很快就学会了进入箱子里饱餐一顿，然后在我们试图为它们进行血液测试时又踢又蹬。为了阻止这种情况发生，我们不给它喂食，直到它站着不动给予配合。训练师必须区分羚羊又踢又蹬是因为害怕还是为了避免做一些它们不想做的事。停止喂食奖励将阻止它们又踢又蹬，但是如果又踢又蹬是因为害怕，那撤回喂食的奖励就没有任何作用。

同样的道理，与不会说话的低功能孤独症患者共事的人必须能够判定发脾气或其他不良行为是由恐惧、痛苦引起的，还是一种习得的回避反应。有时是因为伤及耳朵的声音会引起疼痛，或者是害怕日常生活中出现意想不到的变化。就像牛和羚羊一样，孤独症患者害怕意想不到的事情。但有时他们发脾气只是为了引起别人的注意，或者是为了避免做某项活动或逃课。在一项研究中，严重残疾的孤独症成人在被安排吃午饭或坐公共汽车前 15 分钟，给他们一个可以拿着的物品，从而大大减少了他们的攻击行为和情绪爆发。午饭前用勺子，乘坐公共汽车之前用玩具车。触摸是唯一的一种不会被感官混乱所混淆的感觉，而拿着这个物品可以让这些人在日常生活中为下一个事件做好心理准备。有时我大发脾气，只是为了看看大人们的反应。善于观察的老师能够分辨出巨大的恐惧反应和故意使用不良行为来逃避他们不想做的任务之间的区别。

人的问题

人类的虐待是动物变得害怕的首要原因。除非管理层控制工厂员工的行为，否则即使是世界上最好的设备也是毫无价值的。当我第一次开始设计设备时，我天真地认为如果我能设计出完美的系统，它就能控制员工的行为。这是不可能的，但我设计的设备不需太多的技巧就能操作，只要员工温柔一些。出色的工程设计很重要，精心设计的设施提供了使低压力、安静的屠宰成为可能的工具，但员工必须正确操作这套系统。粗鲁无情的人即使使用最好的设备，也会给动物带来痛苦。

管理层的态度是决定如何对待动物最重要的变量。如果任何组织都是这样的，我并不会感到惊讶。在过去的 10 年里，牲畜的屠宰有了很大的改善，管理者们对动物的福利越来越敏感，但是仍然需要改进。看到有人虐待动物对我来说是非常痛苦的，尤其是当这类情形发生在我设计的系统中时。有些人购买新设备，认为它可以替代优秀的管理层。多年来，我看到随着管理层的变动，动物管理水平有所提高，但当一位出色的管理者离职时，我也看到了这种情况变得越来越糟糕。一名出色的管理者可以左右员工的良知。他必须投入足够的关怀，但如果不这样做则会变得麻木和不再敏感。管理者不能指望工头强制执行良好的行为。工头经常对躺在屠宰场地板上的痛苦的动物无动于衷。如果管理者所处的职位是工厂经理一级的，那么他强制执行的良好动物管理最有效。在遥远的总部办公室里工作的人，往往与屠宰场的现实脱节太远，根本就不关心这些事。

坚持动物福利高标准的工厂会执行严格的行为准则，管理者会把他的办公室设在他可以看到牲畜饲养场和通往工厂的牛坡道的地方。如果他看到员工击打或用鞭子抽打牛，他就给工头打电话。屠宰成千上万只动物的员工往往变得粗心大意、冷酷无情。那些真正屠宰动物的员工应该轮班，完全自动化的实际屠宰程序对员工的福利有好处。

自动化屠宰在高速运转的工厂特别重要，每小时可以屠宰超过 150 头牛。当一个人每天必须射杀数千头牛的时候，他就变得像僵尸一样麻木。在较慢的速度下，人们可以为人道地完成这项工作而感到自豪，并以尊重的态度对待每一只动物；但在高速运转时，人们所能做的就是跟上生产线不断移动的速度。

管理人员还必须愿意花时间和精力去改进处理方法。员工必须接受培训，了解牛的行为，并利用动物的自然本能来协助其移动。训练有素的员工学会给分好组的动物计时，这样它们就会跟随领头的牛。当前一组的最后一头动物进入单排通道时，必须将下一组动物赶到单排通道的入口。如果下一组牛被赶得太快，牛就会掉头，因为没有地方可去。我最喜欢的莫过于看着我设计的工厂平稳高效地运行，因为我知道动物们受到了体面的对待。

我总是对认为芝加哥牲畜饲养场仍然存在"丛林"的人数感到惊讶。芝加哥的牲畜饲养场已经消失了 30 多年。当我在飞机上与同行的旅客讨论我的工作时，许多人问我是否还在使用大锤。1958 年，《人道屠宰法》（*The Humane Slaughter Act*）禁止在向美国政府出售肉制品的工厂里使用大锤。1978 年，该法案得到进一步加强，覆盖所有在州际贸易中出售肉类的需经联邦检查的工厂。《人道屠宰法》要求牛、猪、绵羊和山羊在屠宰前必须立即对疼痛失去知觉。该法案不包括家禽或某些宗教的仪式性屠宰。美国法律规定，可以通过眩晕枪、电击或二氧化碳气体使动物对疼痛失去知觉。眩晕枪通过将一枚钢栓射入大脑，瞬间杀死了动物。它的效果和其他枪支是一样的。电击是使高安培电流通过动物大脑，导致动物瞬间失去意识，它的工作原理和电休克疗法一样。如果操作正确，动物会立即失去知觉。

人们经常问我动物是否害怕血。再重申一次，让动物们感到恐惧的是细小的干扰，而不是血液。来自相对平静的牛的血液或尿液似乎没有效果，但是来自收到惊吓的牛的血液可能含有一种"恐惧的气味"物质。如果牛保持相对平静，它们会自愿走进一个带血的溜槽。但如果一头牛经受压力过大的状态超过五分钟，下一头牛往往会拒绝进入。

约束装置的设计

　　许多设计动物约束系统的人并没有考虑这个装置对动物会是什么感觉。奇怪的是，一些工程师没有意识到锋利的刀刃会刺伤动物。他们制造的某些装置可以将动物捣碎或扎进动物的身体。在兽医检查或屠宰过程中用来控制牛或肉猪的约束装置常常把动物挤压得太紧，或者将它们卡在一个不舒服的位置。我擅长设计这类装置的原因之一是，我能想象出这个装置使用起来会有什么感觉。我可以把自己放进一头重达 1200 磅重的公牛的身体里，去感受这一装置。一个温柔的人操作它会是什么样子？一个粗暴的人操作它又会是什么样子？当我看到有人在一个狭窄的溜槽里把一头动物挤得太紧时，我浑身都疼。

　　我在肉类行业长期坚持不懈的一项使命，就是废除在犹太屠宰场里实施的用镣铐吊装的约束方法。犹太式屠宰涉及的动物福利问题，主要是在一些工厂里中使用的可怕的限制方法。约束方法的变量必须与在完全清醒的动物身上进行的舍希塔犹太式屠宰的实际变量分开。在舍希塔犹太式屠宰过程中，使用的是一种特殊的、锋利的、长而直的刀。当按照《塔木德法典》（*The Talmud*）中所列的规则正确地切割时，动物似乎感觉不到。《塔木德法典》规定，在切割过程中不能有任何犹豫，切口不能在刀上闭合。这把刀必须有一个完美的刀刃，并且没有裂口，因为裂口会引起疼痛。

　　我永远不会忘记 15 年前在艾奥瓦州的斯宾塞市参观完现已不复存在的斯宾塞食品公司工厂后所做的噩梦。戴着橄榄球头盔的员工把一个鼻钳绑在一头扭动的牛的鼻子上，用一条链子拴在它的一条后腿上并吊起来。每头受惊的牛都被电棒戳着跑进一个小小的牛棚里，里面 45 度角的地面特别滑。这导致了牛的滑倒，这样工人就可以把链子绑在它的后腿上。当我看到这一骇人的场景时，我想"这不应该发生在一个文明社会"。我在日记中写道："如果地狱存在，我就在其中。"我发誓要用一个更友善、更温和的装置来取代这地狱般的工厂。

　　10 年前，我受雇于纽约的家畜保护委员会，为犹太教屠宰牛犊开发了一套人性化的直立约束装置。该委员会由美国慈善协会、美国防止虐待动物协会、动物基金会、马萨诸塞州动物保护协会、美国人道协会等主要动物保护团体组成。它成立于 20 世纪 70 年代初，主要宗旨是为了用更人性化的约束方法来取代镣铐和吊装。当时，有直立式的限制设备用于屠宰符合犹太教规的大型牲畜，但没有用于牛犊或绵羊的设备。当 1958 年通过《人道屠宰法》时，犹太洁食屠宰被豁免了，因为除了用脚镣铐住和吊起完全清醒的动物外，没有其他人道的选择。

　　康涅狄格大学的沃尔特·吉格尔（Walter Giger）、唐·金斯曼（Don Kinsman）和拉尔夫·普林斯（Ralph Prince）已经证明，小牛跨坐在移动的传送带上时，可以用一种舒适的方式加以约束。牛骑在传送带上，就像人骑着马一样，在腹部和胸部下方都有支撑。输送带两侧特别结实，可以防止牛身倾斜。康涅狄格州的研究人员有一个很好的主意，但我不得不发明许多新的组件，来构建一个可以在商业屠宰场投入使用的系统。为了使新系统发挥作用，我必须取消所有给动物带来不适的压迫点。例如，腿部关节受到的不舒服的压力会导致小腿挣扎并抗拒约束装置。压迫点一消除，牛就变得安静温顺了。

　　传送带约束系统的优点之一是，无论是传统的屠宰方式（牛被击昏），还是宗教仪式性质的屠宰方式，牛都可以在传送带约束系统中连续移动。每头牛的脑袋都顶着前一头牛的尾部。通过观察，我意识到，当它们能够互相接触时，它们会变得更加平静。由于牛与牛之间保持着持续的接触，它们在屠宰场比在科罗拉多州立大学实验站的挤压溜槽里更平静。我还观察到，牛习惯于排成一列行走。俯瞰整个奶牛场，映入眼前的是一条 12 英寸 ① 宽的小牛道。单列行走是牛的天性之一。这就是为什么让牛排成一列向前移动的屠宰系统运转良好的原因。

　　当我告诉许多人屠宰牛的过程可以真正实现平静、和平和人道的时候，他们不相信我。在一些工厂，牛保持绝对的冷静，员工们也非常认真。在一家大型屠宰厂，每小时 240 头牛静静地走上斜坡，自愿进入双轨道传送控制装置。就好像它们要进去挤奶一样。每一头肥壮的公牛都走进控制装置的入口，像一个上了公共汽车的小老太太一样，在传送带上坐了下来。大多数动物进入控制装置时，有人会拍拍它们的臀部。由于牛在系统中是排成一行移动的，它们从不孤单，也从不与伙伴分离。在这家工厂里，这个系统安装得很巧妙，光照充足。如果屠宰操作得当，牛的压力和不适要比在溜槽中接受兽医检查时还要小。

　　患有孤独症帮助我理解了牛的感受，因为我知道当汽车喇叭在午夜响起时，我的心跳加速是什么感觉。我有超敏锐的感觉和恐惧反应，这可能更像被捕食动物而不像大多数人类。人们常常不注意观察动物。最近我参观了一家屠宰场，那里的牛害怕从气动门发出的嘶嘶的声

---

①　1 英寸 ≈2.54 厘米。——译者注

音。每当大门打开或关闭时，牛都会往后缩，顺着溜槽往后退。它们的反应就好像看到了一条响尾蛇。很明显，嘶嘶的空气声把它们吓坏了，但其他人没有看到。购买几个空气消声器解决了这个问题。随着嘶嘶声的消失，动物们不再害怕大门了。而我们所需要的只是一个牛的视角。

更新：排除挑战性行为

在我所著的《我们为什么不说话》（*Animals in Translation*）一书中可以找到我关于动物研究的最新进展。我有几句话是关于如何排除挑战性行为的。无论是在动物行为领域还是孤独症教育领域，最大的错误都是对行为动机的误解。在动物行为中，恐惧和攻击行为常常是混在一起的。由恐惧引起的惩罚行为往往会使情况变得更糟。一些孤独症患者在感官超负荷时经历了巨大的恐惧。当一个人的感官系统已经处于超负荷状态时，对他大喊大叫是错误的。这个人的恐惧会逐渐加剧。

当你与不会说话的孤独症患者打交道时，你必须是一个优秀的侦探，才能找出像扔东西或咬人这样的挑战性行为背后的原因。首先必须排除的是这个人不会告诉你有关他自己的一个隐秘的医学问题。如果一个曾经冷静和善于合作的人突然变得暴力，疼痛可能是诱因。胃灼热或胃酸倒流是成年孤独症患者的常见问题。尝试一些简单的治疗方法，比如把床头抬高六英寸，不要在吃完东西后躺下，以及服用胃灼热药。便秘是另一个常见的问题。其他可能导致行为问题的痛苦状况包括牙齿问题、耳朵感染或鼻窦感染。一个安静的小男孩把一颗豆子塞到鼻子里，全班都被他搅乱了，直到豆子被取出。

感官问题是引发问题行为的另一个诱因。如果一个人刚搬到一个新环境就出现了行为问题，就要怀疑他的感官敏感度。害怕自己的耳朵被烟雾警报器震破会引发愤怒。如果之前房间里的烟雾报警器响过，这个人可能会害怕回到那个房间。看到手机可能会引起恐慌，因为它可能随时会响。改变手机铃声可能会有所帮助。其他可能的诱因包括荧光灯或人不能忍受的一些其他刺激。

非言语个体挑战性行为问题的解决

我们可以通过以下三个步骤寻找其行为产生的原因：

- 步骤 1：寻找一个痛苦的、潜在的疾病问题；
- 步骤 2：寻找一个感官上的原因；
- 步骤 3：如果 1 和 2 可以被排除，那就寻找导致挑战性行为的行为原因。

一般而言，会有以下三个主要的行为动机：

1. 此人正在尝试沟通；
2. 他想引起别人的注意；
3. 此人想要逃避他不喜欢的任务。

很多有价值的书籍可以帮助解决具有挑战性的行为问题，比如《孤独症患者行为策略宝典》（*Treasure Chest of Behavioral Strategies*）。一旦明确了动机，你就可以制定一套行为方案。如果交流是一个问题，那么该名孤独症患者可能需要一个交流系统，如"图片交换"或图板。如果起因是希望引起注意，那么忽视这一行为有时是有效的。如果一个人试图逃避一项任务，你必须确保感官敏感问题不是真正的原因。如果没有感官上的问题，那么试着安静地引导这个人回到任务上，或者改变任务使它更有吸引力。

可以使用的其他干预措施包括与职业治疗师合作、使神经系统平静下来，以增加特殊的饮食和补充剂。一些青少年和成年人需要药物治疗。每次出现危机时，医生都不能错误地给病人开越来越多的药。一项剧烈运动计划也有助于平复神经系统。结合医学、行为学和营养/生物医学方法通常是最好的。

因恐惧而产生的联想

孤独症患者在看到一些常见的普通物品时可能会感到恐慌。蓝色的外套也许会引起恐惧，因为火灾警报恰好在患者穿蓝色外套的时候响起，那么患者就会把这件外套与火灾警报联系起来了。基于感官的恐惧联想在动物中也很常见。我见过一匹马害怕黑色牛仔帽，而白色牛仔帽和棒球帽却没有引起它任何反应。这匹马害怕黑帽子，因为当它受到虐待时，恰巧看到的是一顶黑帽子。另一头动物变得害怕尼龙夹克的声音，因为它与虐待联系在一起。这些恐惧记忆以图片、声音、气味或触摸的形式存储起来。由于不会说话的孤独症患者对气味很敏感，所以很有可能一种气味会变得与令人厌恶的刺激联系在一起，比如在超市里出现的感官超负荷。带回家的新洗涤剂的味道可能让他联想起他在当地超市的洗涤区通道内"崩溃"的经历。

之所以会有严重的恐惧记忆的问题，是因为它们永远无法从人的记忆中抹去。人或动物可以学会克服恐惧。大脑通过向杏仁核（情绪中心）发送信号来关闭记忆中的"电脑文件"就可以完成这一过程。文件可以关闭，但不能删除。在动物中，恐惧记忆有一种令人讨厌的习惯，即使在动物学会克服恐惧之后，恐惧记忆也会重新出现。这对高度紧张的动物来说尤其是个问题。易受惊吓的敏感神经动物，如阿拉伯马，可能会因受到严重虐待而遭遇严重创伤，以至于它们可能永远无法完全学会克服恐惧。基因比较平静的动物更容易学会关闭恐惧记忆的文件。让恐惧的记忆永恒可以帮助动物在野外生存。那些忘记在哪里遇见狮子的人将无法生存。

第9章 艺术家和会计师：对动物思考的理解

许多人都被天才型孤独症患者惊人的记忆力所吸引。据圣迭戈孤独症研究所的伯纳德·里姆兰说，大约有9%～10%的孤独症患者拥有高超的技能。他们有些就像日历表，可以告诉你某一年中的某一天是星期几；还有些人可以完美地演奏他们只听过一遍的音乐。另一种类型的人可以记住城市里的每条街道或图书馆里的每本书。也有一些天才型孤独症患者能够快速识别一串数字中的所有质数，即使他们不会做基本的算术题。葡萄牙的一位研究人员汉斯·韦林（Hans Welling）推测，数学能力较弱的天才型孤独症患者可能有一种直观分析数字对称性的方法，这使得他们能够区分质数和非质数。

天才型孤独症患者通常在学习其他技能方面会遇到很大的障碍，比如社交。一位母亲告诉我，她十几岁的儿子非常博学，他能编写不同寻常的计算机程序，但就是不懂金钱的意义。天才型孤独症患者能记住大量的信息，但却很难用有意义的方式处理这些材料。他们的记忆能力远远超过正常人，但他们的认知缺陷也很严重。有些人不能像牛和其他动物那样轻易地做出简单的概括。

电影《雨人》中描述的天才型孤独症患者在拉斯维加斯的赌场一直赢，并能在21点的赌局中记牌，这并不神秘。这只是高度的视觉化和专注力在起作用。我不能记牌的唯一原因是我不能高度集中注意力。我的视觉技能没有改变，但我再也不能在一段相当长的时间内保持一个单一的图像不变。当我将设备可视化时，我像编辑故事片一样编辑图像。我可以从地面上的一个有利位置看到这个系统，但在接下来的一瞬间，我从另一个角度看到了它。我再也不能在我的想象中专注于一个连续的视频。我猜想，真正的数牌天才的思维就像一个固定在三脚架上的摄像机，不断地记录着同一个场景。他的大脑照相机的有利位置在相对较长的时间间隔内保持固定。当天才型孤独症的注意力集中在一件事上时，他很难转移注意力。如果能把一台录像机植入他的大脑，将他的视觉记忆在电视上播放出来，那我们就能看到，他的记忆很可能就像从一个固定的有利位置拍摄的一部很长的家庭电影。这种保持图像不变的强大能力也可能导致大多数天才型孤独症患者古板和僵化的行为。

我对极端类型的天才型孤独症患者最感兴趣的是，他们不符合玛丽安·斯坦普·道金斯（Marian Stamp Dawkins）关于思考的一项主要标准。道金斯是牛津大学的一名研究人员，她是为数不多的研究动物思维的专家之一。她清楚地区分了本能行为和真实思维。与计算机的主要操作程序类似，本能是动物程序化的行为模式。有些本能像电脑硬件一样是天生的，而另一些则可以通过经验来改变。本能行为的一个例子是一头小牛会跟随它的妈妈。动物也有能力学习不受本能控制的行为。例如，奶牛可以很快学会在下午四点排队挤奶。但是奶牛在挤牛奶的时候排着队或者追着饲料车跑的行为，只是对简单的刺激做出的条件反射。动物也能学会简单的经验法则。动物可以记住，当绿灯亮时，它会得到食物；当红灯亮时，它必须跳过障碍物以避免电击。但要确定动物是否真的在思考，就需要在新条件下进行测试。而在新的条件下，动物不能使用简单的经验法则。道金斯对许多研究的综述清楚地表明，动物能够思考，并且能够利用以前学到的信息来解决在新条件下出现的问题；动物有概括能力，即便它们不使用语言。

　　道金斯的研究回避了一个更深层次的问题：一名不具备泛化能力的孤独症儿童是否能够思考。例如，一个典型的肯纳孤独症患者可以被教会不要跑到他家门前繁忙的街道上，因为这很危险。不幸的是，他常常不能把这些知识推广到别人家的一条街上。在另一个场景中，孤独症患者可能学会了在西夫韦超市购买糖果的程序，但却不知道如何在沃尔格林超市购买糖果。这些人无法理解自己记忆中的图片有任何偏差。

　　由此根据道金斯的标准，天才型孤独症患者不能真正地思考。像我这样的孤独症患者能够满足她的思考标准，但那些认为语言对思考至关重要的科学家将否认我有思考的能力。

　　当一位德高望重的动物学家告诉我动物不会思考时，我回答说，如果这是真的，那么我就不得不得出这样的结论：我不会思考。他无法想象用图片来思考，也无法赋予它真实思考的可信性。我的世界是一个许多以语言为基础的思想家都无法理解的思维世界。我观察到，最可能否认动物思维的人往往是语言能力很强的思考者，但他们的视觉化能力很差。他们擅长语言或顺序思维活动，但无法读懂设计规划图。

　　动物很可能是通过图片和对气味、光线和声音模式的记忆来思考的。事实上，我的视觉思维模式可能比语言思维模式更接近于动物思维。在我看来，讨论动物是否会思考是愚蠢的。对我来说，这是显而易见的。我总是在脑海中想象动物是如何对它大脑中的视觉图像做出反应的。因为我想象中有图片，所以我假设动物也有类似的图片。基于语言的思维和基于图像的思维之间的差异，可能解释了为什么艺术家和会计师不能相互理解。他们就像苹果和橘子，没法比较。

简·古道尔（Jane Goodall）、迪安·福西（Dian Fossey）和许多其他研究人员的研究非常清楚地表明，诸如黑猩猩和大猩猩这样的灵长类动物能够思考，尽管很少有科学家承认农场动物也有思考能力。然而，任何与牛有过接触的人都知道，当它们在一个新的地方看到熟悉的物体时，它们就能够认出这些物体。我的经验表明，这些动物是在离散的视觉图像中思考的。它们能够把存储在记忆中的视觉图像和它们现在看到的物品联系起来。例如，在科罗拉多州立大学农场进行的一项实验中，牛被驱赶到一个挤压的溜槽里，每月进行一次血液检测，持续了五个月。在第一次血液测试后，大多数牛在每次血液测试中都愿意重新进入挤压溜槽，但也有少数牛拒绝进入。这些动物对它们不喜欢的挤压溜槽的某一部分非常挑剔，虽然它们自愿进入挤压身体的区域，但往往拒绝把头伸到立柱里。

显然，当操作杠杆的人过快地关闭立柱时，牛的头部被撞了一下。被意外击中的牛更有可能在头部支柱处畏缩不前。大多数牛径直走到挤压溜槽前，心甘情愿地走进身体挤压区，但它们在支柱附近停了下来，因为它们害怕头部被撞到。一些牛将头探向柱子，然后在操作人员关闭立柱套住他们的脖子之前迅速地把头撤回来。它们的行为就像胆小的游泳者，先把脚趾伸进冷水里，然后又迅速缩回来。

在五个月的时间里，这些动物长得太大了，无法使用人工操作的溜槽，所以它们被带到一个液压操控的挤压溜槽里进行第五次也是最后一次血液检测。液压溜槽被漆成不同的颜色，看起来有点不同于人工操作的挤压溜槽。同样，通向液压溜槽的通道和畜栏也完全不同。当牛接近液压挤压溜槽时，许多牛都畏缩不前，不愿把头伸到支柱里。尽管有不同的设计和新的位置，它们还是认出了挤压溜槽。它们已经把自己对挤压溜槽和支柱的知识推广应用到了一个新的地方。

和我打过交道的牛有能力把以前学过的技能应用到新环境中，这也表明它们有思考的能力。长着大角的牛，比如得克萨斯州的长角牛，有很好的空间感，它们会把头转向一侧，走上 30 英寸宽的卡车装载坡道。但是，以前没有使用窄槽和坡道经验的小牛们会在入口撞到牛角，无法进入。把头转向一侧以便穿过一个狭窄的地方不是由本能支配的。有经验的动物学会了转头。在它们学会之后，它们会在进入一个它们从未见过的溜槽之前把头侧过来。当一只经验丰富的动物接近溜槽入口时，它会把头转向一侧，毫不费力地走进去。

一些关于鸟类的非常巧妙的研究表明，即使是有羽毛的朋友也能思考。赫伯·泰瑞斯（Herb Terrace）是著名的黑猩猩驯养师，他训练鸽子按照特定顺序啄食一系列发光的按钮，以获取食物。这项任务的目的是让鸽子无法使用简单的经验法则，比如"红灯意味着有食物"。所有的实验都是在一个封闭的箱子里进行的，并由电脑控制，以确保鸽子不会接收到驯养员的提示。在评估动物思维时，必须考虑"聪明的汉斯效应"。汉斯是一匹有名的马，它是经过训练学会了用蹄子轻叩来数数的。许多人对此印象深刻，认为这匹马真的会数数。汉斯不会数数，但它是一匹很有悟性的马，能从驯马师那里得到一些细微的暗示。泰瑞斯设计了一系列的实验，以证明鸽子可以把以前学过的关于按钮顺序的知识应用到新的按钮开关问题上。

艾琳·佩珀伯格（Irene Pepperberg）让一只名叫亚历克斯的非洲灰鹦鹉看着两个人互相交谈，慢慢地、费力地教会了它使用非重复的语言。有人会拿起软木塞之类的东西问："这是什么？"如果第二个人为软木塞取了正确的名字，第一个人就会表扬第二个人，并给亚历克斯软木塞。然而，如果第二个人给这个物体起了错误的名字，有人会坚决地告诉第二个人"不对"。在亚历克斯观看了很多这样的对话后，它开始以合适的方式使用单词。在亚历克斯继续进行下一个步骤之前，它已经掌握了每一个小步骤。

作为奖励，鹦鹉将得到这个物品。它必须认识到正确的词语能给它带来它想要的东西。教授严重孤独症儿童语言的人也使用类似的方法。洛瓦斯（Lovaas）教授的语言教学方法要求看到物体，听到单词，并将单词与物体和奖励配对。当一个孩子学会了这些物体后，他就会得到这些物体的图片。对于一些患有严重孤独症的孩子来说，将物体与这样的照片联系起来很困难。

更多支持动物思维的证据可以在本杰明·贝克（Benjamin Beck）对已发表的科学文献的全面综述中找到。虽然大家都知道猴子和黑猩猩会使用工具，但贝克发现鸟类和非灵长类哺乳动物也会使用工具。工具的使用是动物能够真正思考的另一个标志。大象会把连根拔起的树木推倒在电线网上，将它们毁坏；甚至有一头大象用竹桩把身上的水蛭刮下来。爱斯基摩人的传说中充满了北极熊向海豹扔冰块的故事。我曾看到海鸥把贝壳叼在嘴里，飞到一个钢制船库的屋顶，然后把它们扔下去，将它们砸开。海鸥还把蛤蚌扔在路上，等着汽车从它们身上碾过，露出美味的蚌肉。贝克的文献综述表明，鸟类可以通过观察来学习使用工具。当圈养的种群中有一只蓝松鸦学会使用工具时，其他五只蓝松鸦也学会了。加拉帕戈斯雀通常不使用木棍进行探测，但在观察到另一种鸟类使用这种工具后，它也学会了使用木棍。

在我读研究生时工作的伊利诺伊大学农场里，猪圈里的猪学会了拧开把篱笆固定在墙上的门闩。我以最快的速度把门闩拧紧，它们的小舌头就开始打开门闩。猪圈里的五头猪都学会了打开门闩。我姨妈有一匹马，它会把头伸出去，穿过一座门，解开铰链把门打开。在每一个大型养牛场，总有一两头牛能与我们当中伟大的逃脱大师的技术相媲美。有一次，我看到一头 1200 磅重的杂交婆罗门牛跳过六扇六英尺高的门。马必须奔跑才能跃过大门，但是这头大婆罗门牛像一头跃起的鲸鱼一样跳了起来，毫不费力地越过了大门的顶部。绝大多数的牛都愿意待在牛棚里，不会试着逃出去，但已经学会如何破坏铁丝网的公牛就可能关不住了，因为它知道把柱子挤倒自己也不会受伤。篱笆之所以能起作用，是因为牛不知道它们能把篱笆毁坏。

夏威夷大学的海豚正在学习如何理解象征性的手语。最初的训练是由一个人来进行的，他的手势代表一个简单的命令序列。当海豚学会如何和一名训练师完成一系列任务后，下一步就是让它看这名训练师的录像。这有助于防止"聪明的汉斯效应"。简单的命令语句被重新排列成数百种不同的组合，因此海豚无法记住一套固定的程序。海豚可以很容易地把真人的指令转化为录像带中该训练师的指导。第三步，进一步防止训练师提供暗示。训练师现在穿着黑色的衣服，在黑色的幕布前进行录像。海豚唯一能看到的是训练师的白手套在黑色背景下做出的手势。海豚也能理解录像中的手势。在这一点上，这些图像更加抽象，海豚正朝着理解文字的符号性表征迈出了第一步。

作为一名患有孤独症的视觉思考者，我的经历让我清楚地认识到，真正的思维不一定要借助言语或按照一定的顺序来实现。在我意识到视觉思考者和言语思考者之间的区别之前，我认为我的思维是真实的。我并不是说动物、正常人和孤独症患者的思维方式是一样的，但我确实相信，承认有不同的能力、不同的思维和表达方式可以推动更紧密的联系和理解。科学刚刚开始证明穿网球鞋的小老太太们一直知道的事情：兔子真的会思考。

鸟类天才

鸟类迁徙的能力是建立在类似天才型孤独症患者技能基础之上的。天才型孤独症患者的技能很可能是旧的记忆成像系统的一部分，而这个系统被更高的思维技能所掩盖。意大利教授弗洛里亚诺·帕皮（Floriano Papi）写了一本重要的书，名为《动物归巢》（*Animal Homing*），讲述了动物和鸟类迁徙和回家的能力。从古罗马时代起，信鸽就被用来传递消息。一只鸽子被关在笼子里带到很远的地方，它怎么找到回家的路呢？

鸟类通过一种天生的感觉组合来导航，这种感觉使它们能够探测到地球的磁场和它们所获得的记忆。在一些鸟类中，天生的磁场探测系统与基因编程相结合，形成了迁徙这一本能的基础。它会让鸟类朝着正确的方向前进，但来自记忆的信息对准确的归巢和迁徙也至关重要。如果一只幼鸟和它的同伴一起迁徙，它只需要学习视觉地标和其他信息，比如星座和太阳的方位。有些鸟，如欧洲水鸭，能分辨并记住星座。帕皮报告说，一些鸟类可以对星座进行视觉校准，并根据地球在一年中不同时间的自转进行校正，这与强大的天才式视觉记忆似乎没有太大区别。

克拉拉·帕克斯（Clara Parks）的女儿患有孤独症，但却有很高的艺术天赋。她女儿有一次给自家的房子画了一幅画，画上标出的星座位置十分准确。帕克斯太太说她女儿的眼睛像照相机。也许，她的视觉能力和鸟类的导航能力有相似之处。这种说法可以用来解释迁徙，但却无法解释信鸽是如何在从未见过的地方找到回家的路的。鸽子在飞越熟悉区域时依靠视觉地标，但在飞越未知区域时，它们依靠嗅觉。当鸽子从家里的阁楼被运送到放飞点时，它会一路记住气味，并利用这些气味线索回到家。失去嗅觉的鸽子将会迷路。那些嗅觉完好的鸽子，如果被装在一个隔绝气味的容器里运输，也会迷路。视觉地标似乎是首选的归航方式，但当鸟类发现自己在陌生的地方，没有熟悉的视觉地标时，它们会转换工具，使用嗅觉线索。它可能使用的是"气味图像"。

相当高比例的孤独症患者有非常敏锐的嗅觉，而且受不了强烈的气味。我不好意思承认，但当我还是个小孩子的时候，我喜欢像狗一样去嗅别人。不同人的气味很有趣。有些动物有高度发达的感官，比我们的灵敏。猎犬可以通过嗅觉追踪数英里外的逃犯，而食肉鸟类的视力比人类更敏锐。许多动物的听觉非常灵敏，能够听到人类听觉范围之外的高频噪音。许多孤独症患者都有这种超敏锐的感觉。他们在教室里无法集中注意力，因为他们能听到在另外三个教室里的谈话。我经常观察到一些孤独症患者的感觉与动物的敏锐感觉相似。

家畜的情感

一家非常大的养猪场的经理曾经非常严肃地问我："猪有情感吗？"对他来说，猪只是生产猪肉的实体。我们已经看到它们思考和学习的能力超过了条件反射，但是它们经历过真正的情感吗？母猪保护小猪的感觉，或者羚羊害怕狮子而奔跑的感觉，与人在类似情况下的感觉相似吗？即使是一只鸡也会激发起强烈的动机。圭尔夫大学的伊恩·邓肯（Ian Duncan）发现，母鸡会推开一扇很重的门进入巢箱，可是它没有动力去推开一扇很轻的门去会一只公鸡。这种行为是由情感驱动的吗？

在我职业生涯的早期，我在亚利桑那州马里科帕的凯利饲养场与两头宠物公牛成了朋友，当时我正在为一家肉类包装设备公司执行摄影任务。广告公司想要一张大安格斯牛在亚利桑那州蔚蓝天空下的照片。为了得到这张照片，我不得不躺在地上，等着牛向我走来。当人们跪着或躺着的时候，在牛眼中的体形变小了，牛也就不那么害怕人了。这两头黑公牛让我触碰它们，到了下午，它们还让我抚摸它们。起初它们似乎很害怕，但后来它们开始喜欢被人抚摸了。它们伸长脖子，让我轻抚它们的下巴。

大约两周后，我回到了饲料场，我想看看这些牛是否还记得我。我把我的卡车停在围栏前，黑公牛们立刻跑到围栏边，把头伸出来让我抚摸。即使我不给它们食物，它们也想被爱抚。它们只是想被抚摸。

农场动物和野生动物寻求与人愉快接触的其他例子还有很多。宠物猪会把肚子亮出来，好让人们去挠它。在一座农场里，如果人们经过一头宠物猪时没有停下来揉搓它的肚子，它就会尖叫，变得焦躁不安。当人们停下来揉搓它的时候，它会躺下，伸懒腰，看上去很幸福。得克萨斯州一个野生动物保护区里的犀牛也请求爱抚。当人们走近围栏时，一头犀牛会把自己的身体靠在围栏边，这样游客就可以揉搓它后腿与身体相连的柔软部位。当它被爱抚和喂了几个橘子后，它会沿着围栏跑，像春天里的小牛一样跳上跳下。在我看来，它似乎很高兴。

对于想要客观数据的科学家来说，这些轶事并不能证明动物有情感。但是科学家们已经证明，实验室里的老鼠能够认出一个熟悉的人并从人群中找到他。心理学家汉克·戴维斯（Hank Davis）发现，实验室里的老鼠会与爱抚、照顾和喂养过它们的人产生联系。当一只老鼠被放在一个熟悉的照料者和一个陌生人之间的桌子上时，它会仔细观察这两个人，并在大多数情况下选择熟悉的人。在大多数哺乳动物和鸟类中，当幼崽与母亲分离时，它们会非常难过。小牛断奶后，母牛和小牛都会嘶吼大约 24 小时。有些小牛一直吼叫到声音嘶哑。

牛也会为死去的同伴吼叫。这种情况最有可能发生在黑白花牛身上，而它们是一种非常安静的牛。它们的社交行为很容易观察到，因为观察者的存在不太可能打扰它们。我看到黑白花牛对坐着卡车离开的同伴吼叫。被留下的牛看着它们肥壮的同伴走上斜坡，登上那辆要把它们带到伯尔格兰的卡车。当卡车驶出停车场时，两头公牛盯着它看。其中一头牛伸直脖子对着卡车吼叫，而它在卡车上的同伴也跟着吼叫。饲养场经理很担心他的牛知道它们会死。它们不可能知道这一点，它们只是不喜欢和同伴们分开。萨斯喀彻温大学的乔·斯图基（Joe Stookey）和他的同事们的研究证实，牛不喜欢独处。在他们的研究中，如果在称体重的时候它们能看到另一头牛站在它们前面，牛站在那里会更加安静。

研究动物对压力和恐惧的反应也许能提供更可靠的证据，证明人类和动物的情感是相似的。数百项对老鼠、猫、牛、猪、猴子和许多其他动物的研究表明，当动物遇到令它们害怕的物体时，它们血液中的皮质醇（应激激素）水平会上升。肾上腺素会输送到全身，心率和呼吸都大大加快，为动物的战斗或逃跑做好准备。研究表明，恐惧是哺乳动物和鸟类的普遍情绪。当然，人也有同样的生理反应。在城市街道上被抢劫的人和被捕食者追赶的动物的肾上腺素、心率和呼吸频率都会同样增加。无论是动物还是人，恐惧都会引起战斗或逃跑。

恐惧会对农场动物的繁殖产生非常糟糕的影响。澳大利亚科学家保罗·海姆斯沃斯（Paul Hemsworth）发现，当母猪害怕人类时，它们所生的小猪数量会减少。恐惧是通过判定母猪接近陌生人的速度来衡量的。每头猪都会被放在一个小场地里，和一个陌生人一起进行测试。被工人们虐待的猪要比其他猪花更长的时间才能走上前去触摸这个陌生人。另外，它们的体重增长也较慢。

进一步的研究表明，温柔的呵护可以提高母猪的生育率和增加它们的体重。澳大利亚许多大型养猪场开始了一项培训计划，以改进员工对猪的态度。随着工人们对猪的行为有了更多的了解，并且对猪的行为方式更感兴趣，母猪的生育率提高了。员工态度有所改善的农场，每头母猪生产的小猪数量增加了 6%。对猪抱有良好态度的员工会做出更多诸如爱抚这样积极的行为，而较少做出诸如拍打这样的令人厌恶的行为。海姆斯沃斯还发现，经常遭到拍打的猪已经学会远离人类，而且其焦虑水平仍足以导致其应激激素的长期升高和体重的减少。当周围有人的时候，它们明显感觉到威胁。

其他动物也有能力预测不愉快的经历。在一项研究中，曾经在限制溜槽里受到惊吓的奶牛，当它们六个月以后再次靠近同一条限制溜槽时，会比那些在限制溜槽里没有受到过惊吓的奶牛心率更高。

解剖学和神经学测量

最坚实的证明动物有情感的科学证据可能来自对大脑解剖和神经生理学的研究。这些证据将有助于说服怀疑者。我曾有机会旁听伊利诺伊大学医学院关于人脑的解剖学课程。我解剖过许多牛和猪的大脑，但这是我第一次看到人类大脑的实际样子。当大脑被从中间切成两半的时候，我惊讶地发现大脑边缘系统，也就是大脑中与情感相关的部分，看起来几乎和猪的大脑边缘系统一模一样。在总体的解剖层面上，人类大脑和猪大脑的一个主要区别在于大脑皮层的大小。两者的边缘系统在大小上非常相似，但是人脑的边缘系统被一个巨大的皮层覆盖，就像一棵过度生长的花椰菜吞噬了脑干。大脑皮层是大脑中赋予人们超常思考能力的部分，而情感区就深埋在它下面。

　　人脑与其他高级哺乳动物，如狗、猫、牛和马的大脑的主要区别在于大脑皮层的大小。动物和人类的大脑都可能从边缘系统获得情感信号，但由于人们有更强的处理信息的能力，他们的情感表达更加复杂。一个悲伤的人可能会写一首美丽的诗，而一条悲伤和孤独的狗可能只会呜咽和挠门。情感可能是相似的，但表达情感的方式却大不相同。

　　人类和高等哺乳动物大脑中的化学信使系统是相同的。脑细胞之间的信息是由一种叫作神经递质的物质传递的。高水平的神经递质血清素与冷静和攻击性减弱有关。百忧解能让人感觉更好，因为它能提高血清素水平。其他一些神经递质是去甲肾上腺素、伽马氨基丁酸、多巴胺和内啡肽。伽马氨基丁酸是大脑自身的天然镇静剂，在化学成分上类似于安定。内啡肽是大脑自身的麻醉剂。纳曲酮等药物可阻断内啡肽的作用，用于治疗海洛因过量和酗酒。多巴胺和去甲肾上腺素有激活作用，阻止多巴胺作用的药物常常用来治疗精神分裂症患者的妄想症和幻觉。

　　研究抗抑郁药物和镇静剂对动物的影响，是人类和动物情感相似的最好证据。现代兽医正在用治疗人类焦虑和强迫症的药物治疗狗、猫和马。宾夕法尼亚州立大学兽医学院的凯伦·奥夫拉尔（Karen Overall）博士最近举办的一场研讨会，听起来像是美国精神病学会的一次会议。

　　氯丙咪嗪的作用类似于百忧解，目前正被用于治疗马和狗的强迫行为。患有这种疾病的人可能每天要洗手两个小时。对狗来说，过度的梳理毛发和舔舐会导致开放性的溃疡。在很多情况下，一剂氯丙咪嗪就可以阻止这种行为。朱迪思·拉波波特医学博士是美国国家心理健康研究所的强迫症行为专家，她推测人的强迫症可能源于大脑中那些更加古老的与动物共有的区域。

抑制内啡肽的药物纳曲酮可以阻止孤独症儿童和马的自残行为。就像一些非常严重的孤独症患者会因咬伤或殴打自己而造成自伤一样，被关在马厩里的紧张不安的种公马偶尔也会咬自己的胸部。马萨诸塞州塔夫茨兽医学院的尼克·多曼（Nick Dodman）博士发现，纳曲酮可以减少或阻止这种行为。他还成功地使用百忧解、β-受体阻滞剂、丁螺环酮和卡马西平来控制狗的攻击行为。有时音乐家和演员在演出前会使用 β-受体阻滞剂，如普萘洛尔，以减少焦虑和恐惧。普萘洛尔对狗也有类似的减少恐惧的作用。一些狗甚至正在接受哌甲酯的治疗。极度活跃的狗和过分活跃的孩子在该药的作用下都变得更加平静。

我推断，人与动物最基本的情感具有相似的神经机制，人与动物情感的区别在于情感表达的复杂性。情感帮助动物在野外生存，因为它们提供了强烈的动机来逃离捕食者或保护新生的后代。本能是指动物的固定行为模式，如交配仪式，但它们是由情感推动的。很有可能，动物是出于恐惧而寻找一个远离捕食者的隐蔽巢穴，但恐惧并不是饥饿动物的主要情感。饥饿和恐惧都是强烈的动机。

就像被捕食的物种一样，许多孤独症患者把恐惧作为主要情感。当我在视觉符号的世界里描绘我的生活时，我不知道大多数人并没有被持续的恐惧所驱使。恐惧加剧了我的痴迷，我的生活便围绕着减少这种痴迷而展开。我对我的视觉符号进行了更深入的研究，因为我认为如果我能理解生命的意义，我就能消除恐惧。我所做的一切在我的视觉地图上都具有象征意义。我想，理智地理解生活中伟大的哲学问题，就能消除焦虑。我的情感是原始而简单的，但我的视觉符号世界里的象征意义是极其复杂的。

我用视觉和理智的复杂性取代了情感的复杂性。我质疑一切，向逻辑、科学和智慧寻求答案。作为一名视觉思考者，我只能用这种方式来理解世界。我一直努力消除恐惧，直到我发现了生物化学的力量。

人和动物都有与生俱来的气质特征。忧心忡忡的动物和孤独症患者都对新的生活习惯和奇怪的事情感到紧张和不安。训练和驯服可以掩盖反复无常的性情特征，但它们仍隐藏在表面之下，等待爆发。在它熟悉的牧场上，一头继承了紧张基因的公牛可能很温顺和平静，但当它面对新环境和新朋友时，就会暴怒。同样地，一些孤独症患者在遵照自己熟悉的生活方式时非常冷静，但是如果发生了一些意想不到的事情，就会发脾气或者攻击他人。

杰罗姆·卡根（Jerome Kagan）博士和他在哈佛大学的同事发现，天生的性格特征在孩子两岁时就开始显现。受拘束和不受拘束的孩子与那些平静而易激动的牛或马非常相似。这些基本特征在幼儿时期就很明显了。害羞或拘谨的孩子对别人很警惕，他们往往很谨慎并且回避陌生人。无拘无束的孩子更外向、更善于社交，对新体验的恐惧也更少。学习和社会影响掩盖并否定了这些差异，但是孤独症谱系上症状极端的孩子保留了这些差异。

在卡根的研究中，极度害羞、拘谨的孩子有更强的生理反应。当他们接触到新的任务和陌生的人时，他们的心率会加快。他们的皮质醇水平也比那些无拘无束的孩子高。卡根推测，害羞的孩子有更敏感的交感神经系统，反应迅速且强烈。因此，新情况更有可能引起他们的恐慌，也许他们就像高度紧张、易兴奋的动物。换句话说，他们害羞是为了躲避危险。保护我们免受捕食者侵害的古老的神经系统正在这些孩子身上加班加点地工作。有趣的是，在人和动物身上进行的气质测试产生了许多相似的结果。

我的视觉思维能力帮助我理解了动物在不同的情况下是如何思考和感受的，我可以毫不费力地把自己想象成那种动物。但为了能够做到这一点而不被拟人化，我花了数年时间观察动物在不同情况下的行为。我总是通过阅读有关动物行为的书籍和文章来为我的信息库添加额外的信息。我用同样的思维过程来设计一些设备，以便想象出这些动物是如何思考的。

正如《狗的隐秘生活》（*The Hidden Life of Dogs*）一书的作者伊丽莎白·马歇尔·托马斯（Elizabeth Marshall Thomas）所说："狗有狗的思想。"我也会把它应用到家畜身上。我的一个学生说马不会思考，它们只是进行联想。如果不把这种联想看作思维，那么我将不得不得出这样的结论：我也不会思考。视觉图像思维和联想思维是一种不同于语言线性思维的思维形式。这两种思维都有优点和缺点。问问任何一位艺术家或会计师，你就知道了。

更新：动物行为和孤独症

你可以阅读《我们为什么不说话》，从中全面了解孤独症思维和动物思维有哪些相似之处。简而言之，最重要的相似之处是，动物和孤独症患者都能在没有语言的情况下思考。他们通过将基于感官的记忆，如气味、声音或视觉图像进行分类，建立关联来进行思考。我提出的关于思维的分类方法，已在第1章的更新中进行了解释。

第二个相似之处是，无论是动物还是孤独症患者，他们都拥有天才般的技能。这个想法最初是在本书中提出的。动物和天才型孤独症患者在记忆力方面都能完成惊人的壮举。松鼠能记住它们藏了数百颗坚果的地方，而鸟类只在迁徙一次后就能记住迁徙路线。松鼠把坚果藏起来后，它会后腿站立，给藏匿地点"拍照"。这和我在没有编号和划线的停车场找车的方法是一样的。我看着这些建筑、树木和杆子，然后"下载"一幅特定角度的建筑图像到我的大脑中。为了找到我的车，当我回来的时候，我沿着我离开时走过的那条路往回走，当我走的时候看到的图像与存储在记忆中的"快照"匹配时，我停下来就找到车了。

第三个相似之处是，动物和孤独症患者都借助细节思考。正如在第 1 章更新中所描述的，我的思考过程包括将细节组合在一起以形成概念。一个正常人首先形成一个概念，往往忽略细节。动物和孤独症患者会注意到正常人可能察觉不到的细节。在我与屠宰场打交道的过程中，我了解到牛害怕很多视觉上的小细节，比如潮湿地板上的反光、一条扭动的链子，或者是强烈的色差，比如黄色梯子靠在灰色墙壁上。如果这些干扰因素都消除了，牛就会安静地走上溜槽。

动物和孤独症患者的第四个相似之处是对音调的极度敏感。我没有察觉到别人的眼神，但我注意到了说话的语气。语气是我能感觉到的唯一微妙的社交信号。每位养狗的人都知道，狗对语气的意图非常敏感。从狗和我的语气都可以判断一个人是高兴还是生气。学习说话较晚的孤独症患者告诉我，他们认为表达意思的是语气，而不是词语。这再一次表明了语气的重要性。动物也会有类似的感官过度敏感的问题。害怕烟花的狗可能对声音很敏感。孤独症患者和动物对声音的敏感度都是非常特殊的。一条柯利牧羊犬很害怕吸尘器，当它被放在地毯上时，狗会大声吠叫，而当它被放在地板上时，狗却没有任何反应。在不同的情境下，声音有不同的音高。孤独症患者对不同的声音有相似的反应。

在情感上，动物和孤独症患者既有相似之处，也有很大的差异。狗是高度社会化的动物，训练它们很容易，因为它们想取悦主人。狗的社交能力与孤独症患者完全不同，但其他方面的情感是相似的。在情感相似的方面，动物和孤独症患者的情感都没有那么复杂。动物和孤独症患者都有更简单的情感。他们要么高兴，要么生气，要么害怕，要么悲伤。他们没有复杂的多种情感交织在一起的时候。另一个相似之处是，恐惧是孤独症患者和动物的主要情绪。这个观点已经详细讨论过了。

在结束本章之前，我想回答一些人的问题，他们可能会因为我把孤独症患者和动物进行比较而感到不快。现代神经科学和遗传学表明，人和动物之间没有黑白分明的界限。人类和动物基因组测序的研究正在模糊这条界线。人类基因组和动物（如狗）基因组中的长链 DNA 不是相同就是相似的。

作为一个孤独症患者，当我把自己比作动物时，我并不觉得被冒犯。在某些方面，动物（如牛或狗）有一些特性是非常值得赞赏的。它们不会卷入可怕的种群之间的战争。而一旦发生种群战争，它们的同类将被大肆杀害或折磨。我观察到，大脑最复杂的动物，比如黑猩猩和海豚，会对彼此实施一些恶意的行为。这些现象在《我们为什么不说话》一书有充分的描述。随着大脑变得越来越复杂，联结错误的可能性可能会增加。我推测，联结错误可能造就伟大的天才，但也可能造就一些会做出可怕行为的人，除非他们是在一个关爱他们的环境中长大的，并且有人教导他们明辨是非。

第 10 章　爱因斯坦的二表妹：孤独症和天才之间的联系

　　八年前，在参加某孤独症会议上，我遇到了爱因斯坦的二表妹。我们在酒店餐厅吃午饭，我还记得她在菜单上找一些她不会过敏的东西时遇到了不小的困难。然后她告诉我，她有一个音乐天赋出众的孤独症孩子和一个智力超常的孩子。在我们随后交谈的过程中，她透露，她的家族史中有许多人患有抑郁症、食物过敏和阅读障碍。从那时起，我与许多家长交谈，发现孤独症儿童的父母和亲属往往智力超常。

　　在《孤独症与发育障碍》杂志上，苏克德夫·纳拉扬（Sukhdev Narayan）和他的同事写道，拥有良好语言技能的孤独症儿童的父母的智力和教育成就，往往比没有任何孤独症儿童的父母的智力和教育成就更高。当我得知两位诺贝尔奖得主的孩子患有孤独症时，我并不感到惊讶。即使是在有低能孤独症儿童的家庭中，我也发现智力超常的父母和亲戚的比例也很高。研究还没有显示出，低功能孤独症与家族病史上不断提升的智力水平之间的确切关系，但这可能是由于许多因素造成的，包括两岁时发高烧、早产、脆性 X 综合征或其他一些容易诊断的神经问题等因素导致的低功能孤独症的高发病率。然而，与这些家庭进行的多次讨论往往没有揭示出智力因素在起作用。

　　看看我自己的家族史，就会发现至少有一种模式已经被很好地记录下来了。《孤独症与发育障碍》杂志和《美国医学遗传学》（*American*

Journal of Medical Genetics）杂志分别发表了三篇不同的研究报告，其中一篇表明，孤独症与家庭中的抑郁症或情感障碍存在关联。我的外祖父是一位才华横溢、生性腼腆的工程师，他发明了飞机的自动驾驶仪。40 多年来，他的发明使每架飞机都不会偏离航线行驶。他在一幢有轨电车维修大楼的阁楼上努力开发这个指南针，耐心地坚持自己的理论，尽管当时所有大型航空企业的科学家都认为他错了。

我的外祖母和我的母亲都有很好的视觉化能力和智力天赋。外祖母一直被噪音困扰。她告诉我，当她还是个小女孩的时候，煤块从溜槽上滑下来的声音是一种折磨。在她的一生中，她的抑郁症多次发作，在她晚年，她服用丙咪嗪有效地治疗了这些症状。

在我父亲的家族那边，葛兰汀家族的脾气可谓臭名昭著。在餐厅就餐时，如果食物上得太慢，父亲就会大发雷霆。他还倾向于揪着问题不放。有一次，他一心想把邻居家的马厩给关了。他会日复一日地给市政官员写信，测量被扔进垃圾箱的肥料的重量。我父亲有一个孤独的童年，很可能他患有轻度孤独症。

幸运的是，我的兄弟姐妹都没有孤独症。我有两个妹妹和一个弟弟。我的一个妹妹是个视觉思考者，她非常有艺术天赋，非常擅长重新装修老房子。她盯着一所矮墩墩的老房子看，在她的脑海中就可以把它变成一个宜居之所。她在学校里有学习问题，可能是由于轻度的听觉处理问题，使得她在嘈杂的教室里很难听懂别人讲话。数学对她来说很难。我的其他两个兄弟姐妹都很正常，尽管当太多不同的嘈杂活动同时发生时，我最小的妹妹有轻微的感官超负荷的倾向。她八岁的儿子没有孤独症的迹象，但他在学习阅读方面有困难，在理解某些发音方面也有障碍。我的其他侄子侄女都很正常。

　　轻微的孤独症特征经常出现在孤独症儿童的父母和亲属身上。另一项发表在《孤独症与发育障碍》杂志上的研究表明，在高功能孤独症儿童的家庭中，超过三分之二的家庭有一级或二级亲属患有阿斯佩格综合征，这是一种轻度孤独症。根据我在会议上与数百个家庭的讨论，很明显，许多孤独症儿童的父母都是视觉思考者，在计算机、艺术和音乐方面有天赋。孤独症家族病史中的其他共同特征是焦虑障碍、抑郁和恐慌症。纳拉扬发现，孤独症儿童的父母，尤其是父亲，都有一种专心追求特殊兴趣的倾向，他们可能有较差的社交技能。没有孤独症的父母也有他们孤独症孩子的一些特征。瑞贝卡·兰达（Rebecca Landa）和约翰·霍普金斯大学医学院的其他研究人员进行了一项研究，让家长们编一个故事。34% 的家长编了一个杂乱无章、没有情节的故事，没有明确的开头、中间和结尾。这就是联想视觉思维的本质，它就像拼图游戏一样，没有任何特定的顺序。

　　有充分的证据表明，孤独症有很强的遗传基础。福尔斯坦和鲁特报告说，在同卵双胞胎中，当其中一个患有孤独症时，另一个患孤独症的概率是 36%。与正常双胞胎相比，非孤独症双胞胎有更高比例的学习问题。同卵双胞胎有相同的基因组成，而异卵双胞胎的基因不完全相同。当异卵双胞胎中的一个患有孤独症时，另一个几乎从不会患上孤独症。但是孤独症的遗传是复杂的。并不存在单一的孤独症基因。罗宾·克拉克（Robin Clark）在《人类个体差异》（*Personal Individual Differences*）杂志上推测，如果一个人接受了过多的基因特征，孤独症就可能发生，而少量的这些基因特征才对人有益。例如，专注于某项活动的轻微倾向可以使一个人集中精力完成很多事情，而更强烈的专注倾向会阻碍正常的社交活动。

　　与其他人相比，孤独症患者的子女罹患孤独症、出现学习和发育问题的风险更大。然而，加州大学洛杉矶分校的爱德华·里特沃（Edward Ritvoe）及其同事进行的家族史研究显示，孤独症患者的兄弟姐妹生下孤独症孩子的风险几乎没有增加，尽管他们生下有学习障碍或轻度孤独症特征的孩子的风险确实增加了。

许多研究人员推测，一组相互作用的基因可能会导致多种疾病，如抑郁症、阅读障碍、精神分裂症、躁狂抑郁症和学习障碍。宾夕法尼亚州立大学的罗伯特·普洛明（Robert Plomin）博士和他的同事指出，孤独症是最容易遗传的精神疾病之一。他们还认为，许多疾病，如抑郁症，代表着从正常到异常的一系列行为范围内的极端情况。同样的基因既会导致正常的变异，又会导致异常的极端。很可能同样的原则也适用于孤独症。被贴上孤独症标签的人有一种在正常人身上发现的极端特征。利奥·肯纳发现，在九分之四的案例中，抑郁或焦虑发生在孤独症儿童的父母身上。北卡罗来纳州杜克大学的罗伯特·德朗（Robert Delong）最近的研究发现，孤独症儿童的家庭中往往有躁郁症的病史。

天才是一种反常

天才很可能是一种反常现象。如果导致孤独症和其他障碍（如躁狂抑郁症）的基因被消除，这个世界可能会留给那些没有多少创意的无聊的墨守成规者。导致孤独症、躁狂抑郁症和精神分裂症的相互作用的基因簇可能在数量很少的情况下产生有益的效果。凯·雷德菲尔德·贾米森（Kay Redfield Jamison）博士在其所著《天才向左，疯子向右》（*Touched with Fire*）一书中，回顾了表明躁狂抑郁症与创造力之间存在联系的研究。躁狂抑郁症患者体验的情绪是一个连续体，从喜怒无常到全面的躁狂，再到深沉的抑郁。当作家经历轻微的躁狂抑郁状态时，他们通常会写出一些最好的作品。当这种紊乱全面爆发时，他们就不能再正常工作了。随着年龄的增长，这种情绪波动有加剧的趋势，这或许可以解释为什么欧内斯特·海明威等著名作家在相对较晚的时候才自杀。研究表明，艺术家、诗人和有创造力的作家比普通人更容易患躁狂抑郁症或抑郁症。

艾奥瓦大学的 N. C. 安德烈亚松（N. C. Andreason）所做的一项研究表明，80% 的有创造力的作家在一生中都有过情绪障碍的经历。很大比例的艺术家、诗人和作家不得不接受药物治疗来控制他们的病情。38% 的作家和艺术家不得不吃药，50% 的诗人不得不接受治疗。艾奥瓦大学的研究还表明，作家的父母和兄弟姐妹情绪紊乱的发生率很高。

加州大学戴维斯分校的迪安·西蒙顿（Dean Simonton）研究了一个人成为伟大政治家的因素，比如领导能力、个人魅力以及无穷的精力或动力。具有这些品质的人往往有抑郁症和酗酒的问题。西蒙顿的结论是："要想有创造力，你似乎必须有点疯狂。"

对数学天赋的研究进一步强化了反常和天才之间的联系。艾奥瓦州立大学的卡米拉·佩尔松·本布（Camilla Persson Benbour）的一篇论文提供了强有力的证据，证明数学天才和天赋与身体异常高度相关。数学能力强的人比一般人更容易出现的三种情况是左撇子、过敏和近视。数学学习障碍和数学天赋都与左撇子有关。在语言推理和数学方面表现出很强能力的儿童患过敏症的可能性是其他人的两倍。能力超常的学生也更容易近视。过去的那种戴着厚眼镜的天才少年的刻板形象可能在现实中的确如此。

显然，并不是所有的天才都不正常，但赋予正常人某些天赋的基因很可能与在同一连续体的末端产生异常的基因是相同的。早在 20 世纪 40 年代，研究人员就认识到，消除引起躁郁症的基因将付出巨大代价。波士顿附近麦克莱恩医院的研究人员得出以下结论：

> 如果我们能把躁郁性精神病患者从这个世界上消灭掉，我们就同时剥夺了我们自己不可估量的成就和美好，失去了色彩和温暖，失去了精神和新鲜感，最后只剩下死气沉沉的官僚和精神分裂症患者。在此我必须说，我宁可放弃具有相同遗传周期的健康个体，也要接受患病的躁狂抑郁症患者。

20 年前，约翰·W. 罗伯逊（John W. Robertson）在其所著的《埃德加·爱伦·坡：一项精神变态研究》（*Edgar A.Poe, A Psychopathic Study*）一书中写道：

> 消除神经因素，将神经官能症患者过度近亲交配、酗酒遗传引起的不稳定神经组织、精神失常和各种形式的父母退化所产生的澎湃激情抑制住，留给我们的将是一群苦行僧——没有想象力，毫无热情，没有个性，没有天赋的灵魂。

正如我所说，直到最近我才意识到我和大多数人之间的巨大差异。在过去的三年里，我充分意识到我的视觉化能力超过了大多数人。我可不想变得如此正常，以至于失去这些技能。同样，孩子般的品性可以帮助我变得有创造力。霍华德·加德纳（Howard Gardner）在他的《大师的创造力》（*Creating Minds*）一书中概述了 20 世纪七位伟大思想家的富有创造力的生活，其中包括爱因斯坦、毕加索和艾略特。他们一个共同的特点是孩子般的品性。加德纳把爱因斯坦描述为回到了儿童的概念世界，并说他没有受到传统物理范式的束缚。有趣的是，孤独症是由大脑发育不成熟引起的。在许多方面，我还是个孩子。即使在今天，我也觉得自己在人际关系方面不像成年人。

　　有些科学家是严格的分析性思考者。物理学家理查德·费曼（Richard Feynman）否认诗歌和艺术的合理性。詹姆斯·格莱克（James Gleick）在其为费曼所撰写的传记《天才》（*Genius*）中写道："他不会承认诗歌、绘画或宗教可以企及另一种真理。"当然，许多科学家确实重视诗歌，并且拥有谱系上创造性和科学性两端的诸多特质，正如一些科学家、艺术家和高度分析的哲学家有一些孤独症的特质一样。阿尔伯特·爱因斯坦、路德维希·维特根斯坦和文森特·梵高都在童年早期表现出发育异常。从定义上说，孤独症是一种早发性疾病，如果一个人在很小的时候就被贴上孤独症的标签，那么他就一定会出现语言迟缓和行为怪异等问题。

　　还是孩子的时候，爱因斯坦就有很多这样的特点。他直到三岁才学会说话。在一封写给孤独症儿童母亲的信中，他承认自己直到很晚才学会说话，他的父母对此一直很担心。伯纳德·帕腾（Bernard Patten）在《学习障碍》（*Journal of Learning Disabilities*）杂志上撰文称，爱因斯坦在七岁之前一直默默地自言自语，并且没有与他的同龄人自由地交往。虽然有些天才在很小的时候就开始冒尖，但爱因斯坦在很小的时候并没有表现出任何伟大之处。有些人认为他是个笨蛋，他的拼写很糟糕，外语也学得不好。和许多孤独症儿童一样，他非常擅长拼图游戏，而且花费大量时间用扑克牌搭房子。他的目标专一，对自己不感兴趣的事情，特别是个人性质的事情，总是记不住。传记作家罗纳德·W. 克拉克（Ronald W. Clark）在《爱因斯坦：生活与时代》（*Einstein:The Life and Times*）一书中写道，爱因斯坦的迟钝可能帮助他在自己的领域找到了方向。爱因斯坦自己说过："有时候我问自己，为什么是我提出了相对论？ 在我看来，原因在于一个正常的成年人从来不会停下来思考空间和时间的问题。"他有很强的专注力，可以在同一个问题上花上几个小时或几天的时间。

亚伯拉罕·佩斯（Abraham Pais）在《爱因斯坦的生活》（*Einstein Lived Here*）一书中写道："要想创造性地建立持久而深入的人际关系，它所需要付出的努力是爱因斯坦无心顾及的。"和我一样，他更执着于各种奇思妙想和自己的研究。我不知道什么是深厚的交情。他热爱科学，科学是他的生命。他的一名研究生说："我从来没有见过像爱因斯坦这样享受科学的人。"根据霍华德·加德纳的说法，爱因斯坦对物体之间的关系比对人与人之间的关系更感兴趣。

传记作家乔·L. 金切罗（Joe L. Kincheloe）、雪莉·R. 斯坦伯格（Shirley R. Steinberg）和黛博拉·J. 蒂平斯（Deborah J. Tippins）在他们合著的《天才的烙印》（*The Stigma of Genius*）一书中，对爱因斯坦的公众魅力和个人魅力以及他孤单的私人生活之间的巨大差别感到困惑。他是一位冷漠的旁观者，也是一名孤独的孩子。在《阿尔伯特·爱因斯坦的私人生活》中，罗杰·海菲尔德（Roger Highfield）和保罗·加特（Paul Garter）写道："爱因斯坦把他对科学的奉献描述为试图通过凝视客观的宇宙来逃离纯粹的个人世界。他渴望找到一个摆脱人类不确定性的现实世界，而这正是其最重要的工作（指相对论）的根本所在。"我能理解这一点。在周末，我自己写作和画画，在工作日，我四处发表演讲，表现得很有社交能力。然而，我的社交生活中总觉得缺了点什么。我能表现出善于社交的样子，但这就像在演戏一样。有几位家长告诉我，他们患有孤独症的孩子在学校的戏剧表演中表现得很好，就像其他人一样。戏剧一结束，他就会回到孤独的状态。

像爱因斯坦一样，我的动力来自对理性真理的探索。对我来说，寻找生命的意义一直是一项由焦虑和恐惧驱动的智力活动。深厚的情感关系是次要的。当我看到实实在在的成果时，我最开心，比如向一位母亲提供最新的教育项目信息，帮助她的孤独症孩子在学校取得好成绩。我更看重积极的、可衡量的结果，而不是情感。我对一个好人的定义是基于我的行为而不是我的感觉。

爱因斯坦有许多轻度孤独症或阿斯佩格综合征成年患者的特征。金切罗和他的同事报告说，爱因斯坦的讲座条理不清，有时令人费解。学生们常常会感到困惑，因为他们看不出他给出的一些具体例子与一般原则之间的联系。这种联系对爱因斯坦的视觉思维来说是显而易见的，但对他那些用言语思维的学生却并非如此。学生们报告说爱因斯坦在黑板上写定理的时候会找不到思路。几分钟后，他回过神来，写下了一个新的假设。思维散乱的倾向是由联想思维造成的。

爱因斯坦在学校的功课也很差，直到他被送到一个可以运用他的视觉化能力的学校。他告诉他的心理学家朋友马克斯·韦特海默："思想不会以任何语言表达出来。我很少用语言来思考。一个想法来了，我在事后才试着用语言来表达它。"当他提出相对论时，他想象自己在一束光上。他的视觉图像比我的模糊，他能把它们解码成数学公式。我的视觉形象非常生动，但我无法将它们与数学符号建立联系。爱因斯坦的计算能力并不出众。他经常犯错，而且计算速度慢，但他的天才在于能够将视觉思维和数学思维联系起来。

爱因斯坦的衣着和发型是一个有孤独症倾向的成年人的典型特征，他们中的大多数人几乎不关心社交礼仪和级别。当他在瑞士专利局工作的时候，他有时穿着上面印着花的绿色拖鞋。在教授们上课时需要着正装的那个年代，他拒绝穿西装打领带。如果他对正装的厌恶是感官上的，我也不会感到惊讶。他喜欢的衣服都是柔软舒适的衣服，比如运动衫和皮夹克。爱因斯坦的头发也没有达到男士发型的时尚标准，没有剪过的又长又乱的头发绝对不是时尚，但他根本不在乎。

奥利弗·萨克斯曾提出，哲学家路德维希·维特根斯坦可能是一位高功能孤独症患者。他直到四岁才开口说话，人们认为他是个没有才能的笨蛋。他的家族病史很可能包括抑郁症，因为他的两个兄弟都自杀了。他有很强的机械操作能力，10 岁时就造了一台缝纫机。年轻时的维特根斯坦是个穷学生，从不戴领带和帽子。他用正式的、学究式的语言和德语中打招呼的敬语来称呼他的同学，这导致他们疏远他、取笑他。过度正式的语言在高功能孤独症患者中很常见。

文森特·梵高的艺术作品展现了伟大的情感和才华，但作为孩子和年轻人，他有一些孤独症的特点。与爱因斯坦和维特根斯坦一样，少年梵高也没有表现出杰出的才能。传记作家把他描述成一个冷漠、古怪的孩子。他经常发脾气，喜欢一个人到田野里去。他直到 27 岁才发现自己的艺术才华。在开始艺术生涯之前，他具有成人阿斯佩格综合征的许多特征。他衣冠不整，态度生硬。弗农·W. 格兰特在他的《伟大的异类》（*Great Abnormals*）一书中描述了他的声音和行为举止，它们与一个有孤独症倾向的成年人的特征很相似："他说话时很紧张，是那种一听到就让人感到焦虑的刺耳的声音。他说话时完全专注于自己，很少考虑听众的感受和兴趣。"梵高想要有一个有意义的存在，这是他学习艺术的动机之一。他早期的绘画是关于劳动人民的，他和他们经常交往。据格兰特说，梵高永远是个孩子，对他人的需求和感受的反应能力非常有限。他可以抽象地爱人类，但当被迫与一个真实的人打交道时，他"太自我封闭而不能容忍"。

梵高被送进精神病院后，他的艺术作品变得明丽而灿烂。癫痫的发作可能解释了他的作品为什么从暗淡的颜色转变为非常明亮的颜色。

癫痫发作改变了他的感知。在他的画作《星夜》(*Starry Night*)中，天空中的漩涡与一些孤独症患者的感官扭曲相似。患有严重感官处理问题的孤独症患者会看到物体的边缘在振动，获得的感官输入是混乱的。这些不是幻觉，而是知觉扭曲。

前微软总裁、视窗系统的发明者比尔·盖茨是另一个有一些孤独症特征的人。《时代周刊》杂志率先将奥利弗·萨克斯在《纽约客》上发表的关于我的文章与约翰·西布鲁克(John Seabrook)在同一杂志上发表的有关盖茨的文章进行了比较。一些相似的特征是重复的摇摆和糟糕的社交技能。盖茨在商务会议和飞机上不停地摇摆；孤独症儿童和成人在紧张时会摇摆。他表现出的其他孤独症特征包括缺乏眼神交流和社交能力差。西布鲁克写道："比尔·盖茨不关心社交礼仪，他也不在乎拼写的对错。"孩提时代，盖茨就拥有惊人的天赋。他能一字不差地背诵《圣经》中的大段篇章。他的声音缺乏语调，就他的年龄而言，他看起来年轻而孩子气。他并不怎么重视穿衣打扮和个人卫生这样的事情。

轻微的孤独症特征可以让人一心一意地专注于某些事务。汉斯·阿斯佩格强调阿斯佩格综合征患者的价值，承认他们经常在高度专业化的学术领域取得成功。患有阿斯佩格综合征的人，如果没有智障或思维极度僵化的困扰，也能出类拔萃。阿斯佩格的结论是，思维狭隘可能是非常宝贵的，也会推动产生巨大的成就。

今天像爱因斯坦这样的人不多了。也许他们都没有通过研究生入学考试或者成绩很差。我不得不走后门才能完成学业，因为我在研究生入学考试的数学部分没有及格。我在高中的成绩很差，直到我在高中的最后一年才变得在学习上有动力。在大学里，我的生物和心理学都学得很好，但是觉得法语和数学却很难学。大多数伟大的天才都有非常参差不齐的技能。他们通常在某个科目上很糟糕，但在他们的特殊领域却很出色。理查德·费曼在研究生入学考试中的英语和历史成绩很低。他的物理成绩很好，但是他的美术成绩却低于93%的学生。

　　甚至爱因斯坦在苏黎世联邦理工学院毕业后，也未能获得学术任命。当他告诉那些重要的教授他们的理论是错误的时候，他们很生气。他不得不在瑞士专利局找了份工作。当他还是一名专利书记员的时候，他提出了著名的相对论，并在一本物理杂志上发表。今天，一名专利书记员要在物理杂志上发表论文是极其困难的。如果爱因斯坦活在今天，他的论文可能会被拒绝，他也可能会在专利局待一辈子。

　　有很多伟大的科学家、艺术家和作家学习成绩都不好。进化论之父查尔斯·达尔文无法掌握一门外语。当他离开学校时，人们认为他只是一名普通的学生。达尔文在他儿子弗朗西斯·达尔文（Francis Darwin）编辑的自传《生活与文学》（*Life and Letters*）中写道："我被所有的老师和父亲视为一个非常普通的孩子，远远低于普通人的智力水平。"他觉得剑桥大学的生活枯燥乏味，其数学成绩也很差。达尔文的可取之处是他对收藏的热情。这为他在贝格尔号上进行著名的航行提供了动力，他在那里首次提出了进化论。

　　现代遗传学之父格雷戈尔·孟德尔（Gregor Mendel）因未能通过考试，所以无法获得高中教师资格证书。孟德尔几次考试都不及格。他在修道院花园的一个角落里用豌豆做了经典的实验。当他在大学论文答辩中展示实验结果时，他没有获得学位。没有人注意到他的疯狂的理论，但幸运的是，他的120篇论文被保存了下来，并且在他死后被认为是天才的作品。今天，每一所高中课堂上都在讲授他的理论。

　　在我的职业生涯中，我遇到了许多优秀的视觉思考者，他们都在肉类加工厂的维修部工作。其中一些人是伟大的设计师，发明了各种各样的创新设备，但他们在学校都遭遇过幻想破灭且频频受挫。我们的教育制度把这些人排除在教育体系之外，而不是把他们培养成世界级的科学家。

天才型孤独症患者在记忆、绘画、计算或演奏音乐作品方面都有惊人之举，但他们通常几乎没有社交技能。直到最近，许多专业人士还认为天才型孤独症患者不可能有创造力。他们认为他们的大脑就像录音机或复印机。但仔细分析天才型孤独症患者的绘画和音乐，就会发现，他们有真正的创造力，而且这些技能是可以培养出来的。达洛德·A. 特雷费特（Darold A. Treffert）在《另类天才》（*Extraordinary People*）一书中举了两个例子。在这两个例子中，天才型孤独症患者的社交技能以及音乐和艺术才能都得到了提高。如果此人在工作中得到一位好老师的鼓励和支持，他的这些能力就会增长。英国著名的孤独症天才斯蒂芬·威尔特夏尔（Stephen Wiltshire）在建筑绘画作品中能将细节展露无遗，同时他还有伟大的音乐能力。在《火星上的人类学家》一书中，奥立弗·萨克斯描述了威尔特夏尔即兴创作音乐的能力是如何稳步提高的；当他唱歌时，所有孤独症的特征是如何消失的；而当音乐停止时，这些特征又是如何再现的。音乐改变了他，并可能让他暂时打开情感之门。当他画那些精致漂亮的建筑物时，他表现得像个孤独症患者。与人们普遍认为的相反，天才型孤独症患者并不总是具有绝对的过目不忘的能力。当萨克斯博士让他画几幅房子的草图时，他犯了一些错误，比如增加了一个烟囱或在错误的地方加了一扇窗户。部分原因是没有足够的时间来充分研究房子。当斯蒂芬画想象中的城市时，他把记忆中的建筑碎片以新的方式组合在一起。这和我做设计工作的方法是一样的。

很明显，会导致严重残疾的基因特征也可以提供天赋和天才，而这些天赋和天才创造了世界上一些最伟大的艺术和科学发现。正常和异常之间没有黑白分明的分界线。我认为孤独症、严重的躁狂抑郁症和精神分裂症等残疾仍然存在于我们的基因库中，这是有原因的，尽管其后果之一是造成了许多痛苦。研究人员推测，精神分裂症可能是语言和社交能力发展必须付出的进化代价。伦敦临床研究中心的蒂姆·克劳（Tim Crow）指出，在大多数社会中，精神分裂症的发病率是一样的，而且并没有下降，尽管精神分裂症患者比其他人更不可能有孩子。

导致精神分裂症的基因可能会以一种更温和的形式带来优势。这对于躁狂抑郁症和孤独症也可能是正确的。就我个人而言，我相信我对人道宰牲和改善动物待遇的贡献是由我的异常促成的。但是，如果我没有建立一个相关的信念体系，我的任何工作都不可能完成。

更新：用潜意识思考

当我撰写本书时，阿斯佩格综合征的诊断在美国并没有被广泛运用。今天，我对阿斯佩格综合征的诊断最大的担忧之一是，那些本应参加天才项目的学生被分流到他们不属于的特殊教育轨道上。我见过智商为 150 的学生，没有人采取任何措施来发展他们的智力，为他们的职业生涯做准备。英国剑桥大学的西蒙·巴伦–科恩博士进行的一项研究表明，孤独症患者的家族史中有更多的工程师。另一项研究表明，科学家和会计师在孤独症家族史中所占比例过高。许多著名的科学家和音乐家，如卡尔·萨根和莫扎特，可能都患有阿斯佩格综合征。孤独症/阿斯佩格综合征的名人在各种书中和网站上都有介绍。

西蒙·巴伦 – 科恩提出了一个重要的问题："阿斯佩格综合征是一种残疾吗？正常和异常的分界线在哪里？"他指的是没有出现语言延迟的轻度阿斯佩格综合征患者，这些孩子在上学时的学业成绩处于或高于年级平均水平。脑部扫描研究显示，阿斯佩格综合征患者的杏仁核（情绪中心）、额叶皮质和大脑的许多其他部位都存在各种异常。不同大脑结构大小的差异，在什么点上会变成正常范围内更极端的变化呢？

在前几章的更新中，我讨论了关于大脑不同区域之间缺乏连接的研究。相隔甚远的区域连接不足，但大脑的局部区域可能存在过度连接。加拿大麦克马斯特大学精神病学系的 S. F. 维特尔森（S. F. Witelson）博士研究了爱因斯坦的大脑。他发现负责数学推理的区域要大 15%。负责数学推理的大脑区域也与大脑的视觉思考区域有更广泛的联系。这就像把"数学"和"艺术"融合在一起。大脑的局部过度连接也许可以解释爱因斯坦的天才。

我用潜意识思考

对大多数人来说，语言掩盖了人们与动物共有的主要基于感官的思维。以感官为基础的思维是大多数人的潜意识。我用大脑中主要以感官为基础的潜意识区域思考。通过阅读关于不同类型记忆的科学文献，我意识到，根据一个人所研究的心理学类型，有意记忆和无意记忆有不同的名称。长时记忆有两种类型，不管它们被称作什么，它们可能是一样的。在表 10–1 中，左右对应的词汇尽管不同，但表达的是同一个意思。

表 10–1　　　　　　**两组不同词汇所表达的意思相同**

有意记忆	无意记忆
语言（语义记忆）	基于感官的记忆（视觉、运动、听觉等）
显性记忆	隐性记忆
陈述性记忆	程序性记忆
更容易被遗忘	很难被遗忘

因为我用潜意识思考，所以压抑不会发生，否认是不可能的。我的"搜索引擎"可以访问整个内容详尽的基于感官的记忆库。

我的记忆不是自动的。我必须按下"保存"按钮才能在数据库中存储记忆。我不感兴趣的东西，如酒店房间的装饰，是不会被记住的，除非这个地方真的很独特。要想按下"保存"按钮，要么需要有意识的努力，要么需要强烈的情感。联结情感和我的"保存"按钮的大脑回路完好无损。然而，我可以毫无感情地回忆起那些非常糟糕的事情，比如被解雇。我被解雇的时候哭了两天。这种情绪是在当下经历的，但我数据库中被解雇的记忆可以在不需要情感的情况下访问。我花了很长时间才明白，大多数正常人在打开大脑中的"不愉快经历文件"时，都会伴随着记忆一起经历情感。

特权访问

拥有超凡技能的人通常能够比普通人更能很好地完成任务，因为他们可以直接进入大脑的主要区域，且不会受到语言的干扰。西蒙·巴伦－科恩的研究表明，孤独症患者在"隐藏的图形"测试中要优于正常人。在这项测试中，被试必须在一个更大的图形中找到一个隐藏的图形，例如三角形。当这个任务在大脑扫描仪中完成时，孤独症患者的大脑最活跃的区域要属负责事物特征的首要视觉系统。它就像一条直通"图片部"的直线。在正常人当中，前额皮质和其他区域被激活，可能会干扰视觉任务。

悉尼大学的 A. W. 斯奈德（A. W. Snyder）发现，当一个正常人的前额皮质受到低频磁脉冲的损害时，就会展现出天才般的绘画技巧。关闭额叶皮质还能使正常人成为更优秀的校对员。额叶皮质与大脑中的一切都有联系，它会干扰对细节的感知。

加利福尼亚大学的布鲁斯·米勒（Bruce Miller）博士的研究为此提供了有力的证据，证明大脑中主要负责视觉思维和音乐的区域有时会被额叶皮质阻断。他研究了患有额颞叶痴呆的老年痴呆症患者。由于这种疾病破坏了大脑的语言部分，艺术和音乐技能会出现在那些以前对艺术或音乐没有兴趣的人身上。有位病人创作的画作在多个艺术展览中获奖。随着语言的退化，艺术变得更加逼真，他的行为和孤独症很相似。一个完全丧失语言能力的人设计了一个喷头。

因为我用潜意识思考，我可以看到大多数人觉察不到的决策过程。一天，我在高速公路上开车，此时有头麋鹿跑过马路。一幅汽车追尾的画面闪过我的脑海，这将是踩刹车的后果；另一幅画面闪过，一头麋鹿撞穿了挡风玻璃，这可能是突然转向的结果；第三张图片是麋鹿从汽车前面经过，这可能是我放慢速度的结果。现在有三张照片出现在我脑海里的电脑屏幕前。我点击了减速选项，避免了一场事故。我认为我刚才描述的正是动物思考的过程。

第11章　通往天堂的阶梯：宗教和信仰

作为一个完全秉承逻辑和科学的人，我不断地向我的知识库添加数据，不断地更新我的科学知识和我对上帝的信仰。由于我的思维过程使用了一系列具体的例子来形成一个普遍的原则，所以当有新的信息可用时，一般的原则应该总是被修改，这对我来说是合乎逻辑的。我无法仅凭信仰接受任何事情，因为我的思维是由逻辑而不是情感支配的。1968年6月14日，当我上大学二年级的时候，我在日记中写道：

> 我从现有的知识储备中形成我的观点，当我学到更多的时候，我将调整我的观点。我唯一永恒的观点是，上帝是存在的。我的观点是基于我现在所知道的自然和物理的基本定律。随着人类对环境的了解越来越多，我将改变我的理论以适应新的知识。宗教应该是动态的、不断发展的，而不是停滞不前的。

在我10岁或11岁的时候，我觉得新教比犹太教或天主教好是完全不合逻辑的。我受过良好的宗教教育，每天晚上都要祈祷，每周日去教堂，每周上主日学校。我是在圣公会教堂长大的，但是我们的天主教徒厨师相信天主教是进入天堂的唯一途径。我四年级开始接触的精神病医生是犹太人。我觉得没有理由说我的宗教信仰比他们的好。在我看来，所有宗教仪式的方法和教派都是同样有效的，我今天仍然坚持这种信仰。不同的宗教信仰都实现了与上帝的沟通，都包含着道德指导原则。我见过很多孤独症患者，他们和我一样相信所有的宗教都是有效和有价值的。许多人也相信轮回，因为在他们看来，轮回比天堂和地狱更合乎逻辑。

还有一些孤独症患者，他们接受非常严格的宗教激进主义信仰，并沉迷于宗教。有个女孩每天祈祷数小时，并且每天都去教堂。对她来说，这是一种强迫症，而不是一种信仰，她被几所教堂赶了出来。低剂量的氯丙咪嗪使她能够以更温和、更合理的方式实践她的信仰。在另一个案例中，一位年轻男士有令人不安的强迫性想法在他的脑海中闪过。频繁的祈祷有助于控制这些强迫症想法。

孤独症谱系中的肯纳综合征患者会用一种非常具体的方式来解释宗教的象征意义。查尔斯·哈特描述了他八岁的儿子对主日学校播放的一部电影的反应。那部电影讲的是亚伯拉罕愿意把他的儿子献给上帝的故事。他儿子看了这部电影，最后消极地说道："食人族。"

对许多孤独症患者来说，宗教是一项智力活动，而不是情感活动。音乐是一个例外。有些人觉得当他们参与的活动中大量使用音乐时，他们会更加笃信宗教。我认识的一位孤独症设计工程师说，他完全没有宗教情感，除了听莫扎特的音乐，然后他会感到一种令人振奋的共鸣。在教堂里，当管风琴手演奏优美的音乐、牧师吟诵圣歌时，我自己最有可能感受到宗教的气氛。管风琴音乐对我的影响是其他音乐所没有的。

音乐和节奏可以帮助打开情感的大门。最近我放了一盘格里高利圣咏的磁带，节奏和升降调的结合让人感到舒缓和沉醉。我可能会迷失其中。目前还没有关于音乐的疗效的正式研究，但治疗师多年来已经知道，一些孤独症儿童在会说话之前就能学会唱歌。佛罗里达大学的拉尔夫·莫尔（Ralph Mauer）观察到，一些天才型孤独症患者按照无韵诗的节奏说话。我对音乐有强烈的联想，而老歌能唤起关于特定地点的记忆。

高中时，卡洛克先生解释了热力学第二定律后，我得出结论：上帝是万物的有序之力。热力学第二定律是物理学定律，即宇宙将逐渐失去秩序，然后熵不断升级。熵指的是一个封闭热力学系统中无序度的增加。我发现宇宙变得越来越混乱的想法令人深感不安。为了将第二定律的工作原理可视化，我想象了一个由两个房间组成的模型宇宙。它代表一个封闭的热力学系统。一个房间很暖和，另一个房间很冷。这种状况表示的是最高程度的有序状态。如果在两个房间之间打开一扇小窗户，空气就会逐渐混合，直到两个房间都变得温热。这个模型现在处于最大化的无序状态，或者熵。科学家詹姆斯·克拉克·麦克斯韦尔（James Clark Marxwell）提出，如果窗边的一个小个子打开或关上窗户，让热原子进入一个房间，让冷原子进入另一房间，秩序就可以恢复。唯一的问题是，控制窗户需要外部的能量来源。当我上大学二年级的时候，我把这种能恢复秩序的力量称为上帝。

我心目中的许多英雄人物，包括爱因斯坦，都不相信人格化的上帝。1941 年，爱因斯坦曾写道，科学家的"宗教情感表现为对自然规律和谐的狂喜和惊叹，它揭示了一种如此优越的智慧，与之相比，人类所有的系统思考和行为都是一种完全无关紧要的反映"。在他 11 岁的时候，他经历了一个宗教阶段，实践犹太饮食法，对《圣经》的字面解释深信不疑。一年后，当他接触到科学时，这一切戛然而止。当他阅读科学书籍时，他得出结论，《圣经》故事并不是真的。

在晚年，爱因斯坦写道："外面有一个巨大的世界，它独立于我们人类而存在，它就像一个永恒的谜一样站在我们面前，至少有一部分是我们可以观察和思考的。对这个世界的沉思像是一种解脱。"他觉得自己从宗教激进主义信仰转向更广义的宗教观点是正确的。他在同一篇论文中继续写道："通往这个天堂的道路不像通往宗教天堂的道路那样舒适和诱人。但事实证明，它是值得信赖的，我从来没有后悔选择了它。"

但是我最喜欢爱因斯坦关于宗教的一句话是："没有宗教的科学是站不住脚的，没有科学的宗教是盲目的。"我之所以喜欢这句话，是因为科学和宗教都需要回答生活中的重大问题。甚至连理查德·费曼这样拒绝把宗教和诗歌作为真理来源的科学家也不情愿地承认，有些问题是科学无法回答的。

我对新的混沌理论非常感兴趣，因为它意味着秩序可以从无序和随机性中产生。我读过很多关于该理论的普及性文章，因为我想要科学证明宇宙是有序的。我没有完全理解混沌理论的数学能力，但它证实了秩序可以来自无序和随机性。詹姆斯·格莱克在《混沌》（Chaos）一书中解释说，雪花是有序对称的图案，在随机的空气湍流中形成。空气湍流的轻微变化会以随机和意想不到的方式改变每片雪花的基本形状。通过研究最初的大气条件来预测雪花的形状是不可能的。这就是为什么天气如此难以预测。天气模式是有规律的，但随机的变化会以随机的、不可预测的方式影响这种秩序。

我讨厌热力学第二定律，因为我相信宇宙应该是有序的。多年来，我收集了许多关于自然界自发秩序和模式形成的文章。遗传学家大野干（Susumu Ohno）在黏液和老鼠的基因中发现了古典音乐。他把四个核苷酸碱基的遗传密码转换成音阶。他发现人类 DNA 中碱基的顺序不是随机的，如果按照这个顺序进行演奏，听起来就像巴赫或肖邦的夜曲。植物的花朵和叶片的生长模式是按照斐波那契数列[①]和希腊人的黄金分割来发展的。

模式在许多纯物理系统中自发地出现。加热流体的对流模式有时类似于细胞的模式。加利福尼亚大学的科学家们发现，沉积在铂表面的银原子会自发地形成有序的图案。铂的温度决定了图案的类型，并且可以由随机运动产生顺序。温度的微小变化完全改变了模式。在一种温度下形成三角形，在另一种温度下形成六边形，表面的进一步加热使银原子恢复到不同方向的三角形。另一个有趣的发现是，宇宙中的一切，从氨基酸和细菌到植物和贝壳，都有旋向性。宇宙中充满了自排序系统。

也许在我有生之年，科学家们将决定如何用基本的化学物质创造生命。然而，即使他们完成了这项任务，他们也无法回答一个一直困扰人们的问题，即你死后会发生什么？

质疑永生和生命的意义

作为一名年轻的大学生，我从来没有想过死后会发生什么，但那时我开始在亚利桑那州的饲养场与牛打交道。是这些动物变成了牛肉，还是发生了什么事？这让我感到不安，我基于科学的宗教信仰无法提供一个令人满意的答案。我想，有这样一种盲目的信仰，使人相信自己在天堂会有来生，这一定是非常令人欣慰的。

在上亚利桑那州立大学之前，我从未见过屠宰场是什么样子，也从未见过牲畜被屠宰。直到我第一次开车经过斯威夫特肉类加工厂，

_____

[①]　从第三项开始，每一项都等于前两项之和。——译者注

我才开始形成一个具体的视觉系统来理解什么将成为我一生的工作。1971 年 3 月 10 日，我在日记中写下了我的一个梦境："我走近斯威夫特工厂，把手放在白墙外。我有一种触摸圣坛的感觉。"一个月后，我又开车经过斯威夫特工厂，看到所有的牛都在围栏里，等待着末日的来临。就在那时，我意识到人类相信天堂、地狱或转世，因为那种认为牛走进屠宰场后就永远结束的想法太可怕了，无法想象。就像"无限"这个概念一样，它也让人难以忍受。

几天后，我鼓起勇气去斯威夫特工厂，询问了一下能否进去参观。我被告知他们不接待外人参观。这更增加了我对这个禁忌之地的兴趣。被拒之门外使我的圣地更加神圣。这不是一扇象征性的门，而是必须面对的现实。我试图回答生活中的许多重大问题。那时我在日记里做了很多记录。

> 1971 年 4 月 7 日：重要的是屠宰场的动物不能被污染。希望它们能带着某种尊严死去。当这些动物被送进溜槽烙上烙印或阉割时，它们可能会感到更痛。

> 1971 年 5 月 18 日：生命中真正重要的是什么？我曾经认为成为一名伟大的科学家是我能做的世界上最重要的事情。现在我重新考虑了一下。我现在可以走很多不同的路，但我不知道哪条路更有重大意义。

对我来说，宗教是获得某种真理的一种手段。那时我还没有读过任何一本关于濒死体验的畅销书，这些书直到 1975 年左右才被广泛阅读，但我仍然记得 1971 年 10 月 25 日做的一个生动的梦。斯威夫特肉类加工厂是一栋六层楼高的建筑。这栋楼只有第一层是屠宰场，当我找到一个秘密电梯时，它把我送到了更高的楼层。这几个楼层由美丽的博物馆和图书馆组成，展示了世界上大部分的文化。当我走过知识的长廊时，我意识到生活就像图书馆，一次只能读一本书，每一本书都会揭示一些新知。

多年后，我读了一些对濒死体验者的采访。雷蒙德·穆迪（Raymond Moody）采访过的几位人士在他的著作《死亡回忆：濒死体验访谈录》（Life After Life）中声称，在这样的经历中，他们看到了包含最重要知识的图书馆和其他场所。知识图书馆的概念在最近的一些书中也是一个主题，比如贝蒂·J. 艾迪（Betty J. Eadie）的《拥抱光明》（Embraced by the Light）。

就在我梦见把斯威夫特工厂变成一座巨大的图书馆的几天前，我参观了一座饲养阿拉伯马的马场。在那里，人们煞费苦心地把每匹马都当作独立的个体来对待。我抚摸着这些漂亮的种马，觉得它们永远不应该被送到饲养场或屠宰场。第二天，我在一个饲养场操作溜槽，给牛打上烙印并接种疫苗。当我看着每一头小公牛时，它和种马有着相同的表情。对我来说，最大的问题是，我怎么才能证明杀死它们是正当的呢？

1973 年 4 月 18 日，当我终于获准进入斯威夫特肉类加工厂时，我对它的好奇荡然全无，我很惊讶自己竟然没有任何反应。它不再是神秘的禁地，此外，斯威夫特加工厂很不错，那里的牛不会受苦。几个月后，李·贝尔（Lee Bell）——那个维护电击器的温和男人，问我是否击晕过牛——也就是说，杀死它们。在我告诉他我从来没有做过之后，他建议现在是时候做了。我第一次操作设备的时候，感觉就像在做梦一样。

当我把车开出停车场后，我抬头看了看天空，云层真的很壮观。

我明白了一个悖论：除非有死亡，否则我们无法珍爱生命。在第一次面对权力和责任的矛盾之后，我开始接受用溜槽之类的装置来控制动物的矛盾情感，现在我不得不面对生与死的矛盾。

最令人沮丧的是，对于一个人死后会发生什么，并没有明确的答案。几个世纪以来，哲学家们一直在研究这个问题。无法回答的问题迫使人们向上帝求助。

斯威夫特工厂对我生活的两个方面产生了重大影响。这是我设计生涯开始的地方，也是我在现实生活中以自己独特的方式确定宗教信仰的舞台。就像物理学家试图找到万物的伟大理论一样，我试图用我的视觉思维模式来整合我生活的方方面面。在我第一次屠宰牛的那个晚上，我无法承认我自己确实杀死了它们；相反，在接下来的两周里，我对一些简单的改进提出了进一步的建议，以减少屠宰过程中牛的瘀伤。

大约一年后，我从斯威夫特工厂得到了我的第一个大型设计项目，建造一条新的坡道和传送带控制系统。建筑团队和我将这个项目命名为"通往天堂的阶梯"，以齐柏林飞艇乐队的歌曲命名。起初，施工人员以为这是一个玩笑，但随着阶梯的成型，这个名字开始对每一个施工人员都有了更严肃的含义。朋友们告诉我，要确保斯威夫特工厂不会在付款时欺骗我，但我觉得为自己所做的一切接受金钱，这和唯利是图没有什么不同。我在工厂倡导的变革，让牛得到了更人性化的待遇。即使我没有得到报酬，我心里也很平静，因为我知道每天1200头牛没有从前那么担惊受怕了。

我很难把与斯威夫特工厂的关系严格地当作一个商业项目来处理。情感投入太大了。我记得有几次，我坐在车里绕着工厂转圈，看着它，仿佛它就是梵蒂冈城。一天晚上，当施工人员工作到很晚的时候，我站在几乎完工的建筑物上，观察哪个地方将成为牛的天堂入口。这让我更加意识到生命是多么珍贵。当你走在人生的阶梯上，回首往事，你会为自己的人生感到骄傲吗？你对社会做过有价值的贡献吗？你的生活有意义吗？

通往天堂的阶梯于 1974 年 9 月 9 日竣工。这是定义我人生目标的重要一步。在我的日记中，我写道："在建造完通往天堂的阶梯之后，我成熟了许多，因为它是真实的。对我来说，这不仅仅是一扇象征意义的门，更是一个许多人拒绝面对的现实。"我觉得我已经体会到了生命的意义：不再害怕死亡。就在那时，我在日记中写下了以下文字：

> 我相信一个人死后会去别的地方，那个地方我不知道在哪里。一个人在世时，他如何处事将对其来生产生影响。当我在通往天堂的阶梯顶端发现了上帝之后，我开始相信某种来世的存在。在斯威夫特工厂，我的信念在现实中得到了考验，这不仅仅是理性的空谈。我看着牛死了，甚至自己屠宰了一些。如果通往天堂的阶梯顶端真的存在一个黑色的空洞，那么大家就没有动机去做高尚的人。（1977 年 9 月）

曾经有几年，我对自己的信仰颇感安慰，特别是在来生的问题上，直到我读到罗纳德·西格尔（Ronald Siegal）在 1977 年 10 月的《科学美国人》（*Scientific American*）杂志上发表的一篇关于幻觉的文章。事实证明，许多人在死后又被救活后所描述的感觉和景象，都可以用大脑缺氧时产生的幻觉来解释。关于濒死体验的畅销书中描述的绝大多数案例都是缺氧的受害者。在穆迪的著作和其他最近的一些书中，如《拥抱光明》和《被光拯救》（*Saved by the Light*），心脏骤停和失血是最常见的死亡原因。但对我的信念最大的打击是发现了生物化学对我大脑的影响。

1978年夏天，我在约翰·韦恩红河饲料场的浸缸里游泳，以此作为一个愚蠢的宣传噱头。这样做极大地促进了我的事业，并使我得到了几次演讲的机会。然而，与化学有机磷酸酯接触后产生了毁灭性的影响。当我想到我的信仰时，那种敬畏的感觉消失了。众所周知，有机磷酸酯能改变大脑中神经递质乙酰胆碱的水平，而这些化学物质也会让我做生动而狂野的梦。但为什么它们会影响我对宗教的敬畏之情，对我来说仍然是个谜。这就像把所有的魔法都拿走，却发现《绿野仙踪》中真正的奥兹国巫师只是一个在窗帘后面操控开关的小老头。

这在我脑海中提出了很多问题。与上帝亲近的感觉，是窗帘后面那个化学巫师造成的吗？我在日记中写道："令我震惊的是，这些化学物质阻断了我对宗教情感的需求。"它们让我感到很不舒服，但渐渐地效果消失了，那种感觉又回来了。然而，我对来世的信念破灭了。我看见那个男巫在窗帘后面。然而，在我内心深处有一种力量真的愿意相信通往天堂的阶梯顶端不只是一个黑色的空洞。

死后可能存在的真空促使我努力工作，这样我就能有所作为，这样我的思想和想法就不会消亡。当我在攻读博士学位时，我们实验室的一位同事告诉我，世界上的图书馆里有我们多余的体细胞基因，也就是离体基因。思想的传播就像基因一样，我迫不及待地想要传播我的思想。我在报纸上读到一篇文章是关于纽约公共图书馆的一位负责人的。这名负责人说，世界上唯一能提供永生的地方就是图书馆，这是人类的集体记忆。我把这句话写在一个牌子上，放在我的书桌前。它激励我坚持不懈，完成了我的博士学位。艾萨克·阿西莫夫（Isaac Asimov）去世时，他的讣告上写着这样一句话："死亡不是一个大问题，因为他所有的思想都将在其著作中永存。"这给了他一种永生。古埃及人和古希腊人通过留下金字塔、帕台农神庙和伟大思想家的著作实现了永生。也许永生是一个人的思想和行为可以对他人产生的影响。

破坏其他民族的文化就是剥夺他们的永生。当我读到萨拉热窝奥林匹克体育场和主要图书馆被毁的消息时，我哭了。报纸上有关图书馆被毁的照片最令人沮丧。文化正在被毁灭。象征着文明与合作的奥林匹克体育场成了一片废墟。当我读到报纸上的一篇文章，说体育场的座位是如何被用来制作棺材的——这是这个已经变成地狱的世界上最后的文明行为，我无法自持。当我想到失去的知识和文化的时候，我变得非常沮丧和情绪化，我是哭着写下这些话的。一个国家蓄意破坏另一个国家的文学、建筑和文明。一个人们合作了几个世纪的文明城市现在被炸成了碎片。这是一种失控的情绪。我不知道恨一个人是什么感觉，恨到你想要摧毁他们的文化和文明。

量子物理学最终帮助我恢复了信仰，因为它为相信灵魂和超自然现象的存在提供了一个可信的科学基础。东方宗教关于因果报应和一切事物皆有联系的观点得到了量子理论的支持。来源相同的亚原子粒子可能会纠缠在一起，遥远的亚原子粒子的振动会影响附近的另一个粒子。科学家在实验室中研究亚原子粒子在激光光束相互纠缠。在自然界中，粒子与数以百万计的其他粒子纠缠在一起，相互作用。人们可以推测，这些粒子的纠缠可以引起宇宙的某种意识。这就是我目前对上帝的看法。

在我为屠宰场工作的这些年里，我凭直觉感受到，自己绝不能在屠宰槽附近做错事。做错事，比如虐待动物，可能会带来可怕的后果。一个纠缠的亚原子粒子可能会缠上我。我甚至都不知道，因为我做了坏事，可能干扰到了车里某个亚原子粒子的同伴，从而导致汽车的转向连杆装置断裂。对许多人来说，这种看法可能是非理性的，但对我的逻辑思维来说，它为世界提供了秩序和正义的理念。

当我参观虐待牛和猪的屠宰场时，当时发生一系列电力中断和设备故障强化了我对量子理论的信仰。第一次发生此类事件的时候，我在车道上开车，主电源变压器爆炸了。还有几次，一个主电源板烧坏并关闭了工厂。还有一次，当屠宰场经理在启动设备时对我大喊脏话，主链条传送带坏了。他很生气，因为头五分钟没有办法成批生产。这纯属偶然，还是恶有恶报？莫非是线路或某个铁块中纠缠在一起的一对亚原子粒子触发了共振？发生故障的这些物品通常都不会坏，可故障的确发生了，真是够诡异的。这可能只是偶发事件，也可能是上帝的某种宇宙意识。

许多神经科学家对神经元将遵循量子理论而不是日常牛顿物理学的观点嗤之以鼻。《心灵的阴影》(*Shadows of the Mind*)一书的作者物理学家罗杰·彭罗斯 (Roger Penrose)，以及图森市的医生斯图尔特·哈默洛夫 (Stuart Hameroff) 博士指出，大脑微管中单个电子的运动可以关闭意识，同时让大脑的其他部分保持工作。如果量子理论真的与控制意识有关，这将为以下观点提供科学依据：当一个人或动物死亡时，纠缠在一起的振动粒子的能量模式仍将存在。我相信如果人类有灵魂，那么动物也有灵魂，因为大脑的基本结构是一样的。根据量子理论的规则，人类有可能拥有更多的灵魂，因为他们有更多的微管，可以让单个电子在里面跳舞。

然而，有一件事能将人和动物完全区分开来。它不是语言、战争或工具制造，而是长期的利他主义。例如，在俄罗斯的一次饥荒期间，科学家保护了植物遗传的种子库，以便后代能够从粮食作物的遗传多样性中获益。为了其他人的利益，他们宁愿让自己饿死在一个堆满谷物的实验室里。没有动物会这么做。利他主义也存在于动物界，但没有达到这种程度。每次我把车停在科罗拉多州立大学美国农业部种子储藏实验室附近的时候，我都觉得保护这栋建筑里的物品是我们与动物的区别。

我不认为我的职业在道德上是错误的。屠宰并没有错，但我确实强烈地认为应该以人道和尊重的态度对待动物。我毕生致力于改革和改进畜牧业。尽管如此，设计出世界上效率最高的屠宰机器之一，仍是一次发人深省的经历。大多数人没有意识到屠宰场比自然环境温和得多。野生动物有饿死的，有被捕食者猎杀的，还有死于天寒地冻的。如果我可以选择的话，我宁愿进入屠宰系统，也不愿在我还清醒的时候被土狼或狮子撕裂我的内脏。不幸的是，大多数人从来没有观察到出生和死亡的自然循环。他们没有意识到一个生命体要生存，另一个生命体必须死亡。

最近我读了一篇文章，它对我的思考产生了深远的影响。文章标题为《古老的契约》（*The Ancient Contract*），是由 S. 布迪亚斯基（S. Budiasky）撰写的，并于 1989 年 3 月 20 日在《美国新闻与世界报道》（*U.S. News & World Report*）上发表。文章提出了我们与动物进化关系的自然历史观点。这一观点在动物权利支持者（他们认为动物与人类是平等的）和笛卡尔的观点（认为动物是没有感情的机器）之间提出了一个中间立场。我在布迪亚斯基的观点中加入了共生的生物学概念。共生关系是两个不同物种之间的互利关系。例如，生物学家已经知道蚂蚁会照顾蚜虫，并把它们当作"奶牛"。蚂蚁给蚜虫喂食，反过来蚜虫给蚂蚁提供一种糖类物质。人们喂养、保护、养育牛和肉猪，作为回报，动物提供食物和衣料。我们决不能虐待它们，因为那样会破坏古老的契约。我们应该为动物们提供体面的生活条件和无痛死亡。人们经常被我工作中的悖论所迷惑，但对我注重实际、讲求科学的头脑来说，为我所爱的牛提供无痛死亡是有意义的。许多人害怕死亡，而且不忍心面对它。

经常有人问我是不是素食主义者。我吃肉，因为我认为不含任何动物食品的全素的饮食是违背自然的。甚至传统上吃素的印度人也吃乳制品。全素的饮食缺乏维生素 B12，食用乳制品并不能消除屠宰动物。一头奶牛每年必须生一头小牛才能产奶，而饲养小牛是为了提供肉类供人消费。

但在遥远的将来的某一天，当屠宰场变得过时，牲畜被基因剪接的产品所取代时，有关创造我们想要的任何一种动物或植物的真正伦理问题，似乎远比在当地屠宰场宰杀牲畜重要得多。人类将有能力控制自己的进化。我们将拥有上帝的力量去创造全新的生命形式。然而，我们永远无法回答我们死后会发生什么这样一个问题。人们仍然需要宗教。当我们知道地球并不是宇宙的中心时，宗教才得以幸存。无论我们掌握了多少知识，总会有无法回答的问题。然而，如果我们停止进化，那作为一个物种，我们将停滞不前。

科罗拉多州立大学动物权利问题哲学家伯纳德·罗林（Bernard Rollin）指出："的确，自由探究是人类不可或缺的一部分，但道德也是不可或缺的。因此，对知识的追求必须用道德关怀来调和。完全缺乏道德关怀可能导致诸如纳粹医学实验这样的暴行，但由于宗教有关解剖和研究人体的禁忌，医学知识也被推迟了 1000 年。我们必须避免阻碍医学知识进步的智力停滞，但我们必须遵守道德。生物技术可以用于高尚、轻浮或邪恶的目的。从伦理角度看，对于这门强大的新知识的运用，决定权不能交由极端分子或彻头彻尾的逐利主义者。伦理问题没有简单的答案。

人类有一种基本的驱动力来弄清楚我们是谁，我们是什么。20 世纪 90 年代的大型科学项目，如人类基因组计划、哈勃太空望远镜和现已失效的超级对撞机，取代了我们祖先的金字塔和大教堂。哈勃太空望远镜的主要目的之一是使我们能够看到宇宙的起源。它证实了其他星系中心存在黑洞，它的观测结果可能会从根本上改变我们关于宇宙起源的理论。哈勃望远镜最近的一些观测结果开始证明，在类似太阳系的其他星系中，还有其他行星在围绕着它旋转。多年前，科学家们因为谈论和撰写这些想法而被烧死在火刑柱上。

作为一名残疾人，我的身体缺陷赋予了我某些能力，尤其是在理解动物如何感知世界方面，我很欣赏这些困难的问题，也体会到了宗教作为一种规范共情和正义行为的道德准则有多重要。

当有机磷酸脂中毒和抗抑郁药物的结合抑制了我的宗教情感时，我变成了一名苦力，能够完成堆积如山的工作。服用药物并没有影响我设计设备的能力，但这种热情已经消失了。我只是在赶工，就好像我是一台不断启动和关闭的电脑。这段经历，让我相信生活和工作必须赋予意义，但直到三年前，当我被雇去拆除一套钩环起重机时，我的宗教情感才得以重燃。

那是在一个炎热的阵亡将士纪念日的周末，我并不期待去参加新设备的启动仪式。我认为这纯粹是苦差事。犹太教屠宰场使用的控制溜槽在技术上不是很有趣，而且这个项目对智力的刺激也很小。它不像发明或设计一套全新的设备那样有挑战性，比如我的双轨传送带系统。

我根本不知道，在亚拉巴马州那些炎热的日子里，旧日的渴望会被重新唤醒。当拉比（rabbi）①执行司赫特②的屠宰仪式时，我让动物们完全平静下来，我感觉自己完全与宇宙融为一体。操作那里的设备就像进入了禅宗的冥想状态。时间静止了，我完全、彻底地脱离了现实。也许这就是涅槃——禅修者所追求的终极境界。直到工厂经理把我叫到他的办公室，我才猛然清醒过来。他在天花板的钢梁里躲了好几个小时，偷偷地看着我轻轻地把每头动物抱进控制溜槽里。我知道他很着迷，但他从来没有就此问过我任何事情。

当我要离开的时候，我哭着开车去机场。这段经历是如此奇妙地令人着迷，以至于我忍不住调头，回到工厂。我开着租来的车原路返回，在工厂门口登记时，我想到了当我温柔地抱着溜槽里的牛时内心的狂喜，与我小时候专注地让沙子从指缝间流过时的脱离现实的感觉是何等相似。在这两次经历中，所有其他的感觉都被阻断了。也许那些吟诵和冥想的僧侣有点自闭。我观察到，某些诵经和祈祷仪式与孤独症儿童的摇摆有很大的相似之处。我觉得除了靠我自己的内啡肽达到兴奋状态之外，还有更多的事情要做。

1992 年 1 月 11 日，我回到那家犹太教屠宰场，并在我的日记中记了如下内容：

> 当这头牛保持完全的平静时，我感到一种压倒一切的平静，仿佛上帝触碰到了我。我对自己所做的事并不感到内疚。一名优秀的控制溜槽操作员不仅要喜欢牛，还要爱它们。操作溜槽必须完全出于善意。我越能温柔地用器械抱着它，我就感到越平静。当生命的力量离开动物时，我有了深深的宗教情感。在我的生命

---

① 指犹太人中的智者、经师、导师、学者等。——译者注
② 犹太教有关屠宰师应遵循的礼定屠宰法。——译者注

中，逻辑第一次完全被我所不知道的情感所淹没。

　　就在那时，我意识到在感觉和行动之间可能会有冲突。禅修者也许能达到与宇宙合一的完美境界，但他们不能给他们周围的世界带来改革和改变。如果我没有参与说服工厂进行改造，可怕的环钩升降装置还会存在。我也意识到宗教屠杀仪式是有价值的，因为它可以对屠宰加以控制。在高速屠宰场工作的人会因动物的过量死亡而变得麻木和迟钝。

　　犹太教屠宰场拉比的宗教信仰有助于防止不良行为。在大多数犹太教屠宰场里，拉比是绝对真诚的，并且相信他们的工作是神圣的。犹太教屠宰场里的拉比是一位受过专门训练的宗教屠宰师傅，被称为奥谢（hochet），他必须过一种清白的生活，而且道德高尚。过一种清白的生活使他不至于因工作而堕落。

　　几乎所有的文化都有屠宰仪式。当你读《申命记》（*Deuteronomy*）和《利未记》（*Leviticus*）的现代英译本时，你会发现神庙也是城镇的屠宰场。美洲印第安人对他们所吃的动物表示敬意，而在非洲，举行仪式限制了被宰动物的数量。在《金色的绞刑架》（*The Golden Bough*）一书中，J. G. 弗雷泽（J. G. Fraser）描述了古希腊人、埃及人、腓尼基人、罗马人和巴比伦人实施的屠宰仪式。犹太教和伊斯兰教都有详细的屠宰仪式，屠宰是根据严格的规则和程序，在一个特殊的地方进行的，因此受到控制。

　　我相信动物死亡的地方是神圣的。有必要将仪式引入传统的屠宰场，并将其作为一种手段来端正人们的行为。它将有助于防止人们变得麻木、无情或残忍。仪式可以是一些非常简单的事情，比如片刻的沉默。此外，还应开发更好的设计和制造设备，以确保所有被屠宰的动物获得人道待遇，在这方面我也做出了贡献。不需要说话，只需要片刻的沉默，我就能完美地想象出那幅场景。

更新：教导明辨是非

我的宗教信仰的变化太复杂了，无法用一节简短的更新来概括。所以在这部分，我将就如何教导孤独症 / 阿斯佩格综合征患儿辨别是非提出我的建议。是非的概念太抽象，孤独症儿童无法理解。只有通过列举大量的正确和错误行为的例子，他们才能明辨是非。这些例子可以在他们的大脑中被分成不同的类别。例如，你不会偷另一个孩子的玩具，因为你不喜欢别人偷你的玩具。你对另一个孩子很有礼貌，和他分享你的玩具，因为你想有机会玩他的玩具。

我是一个通过具体例子学习的人。我可以被教育成一个好人，也可以长成一个坏人，这取决于我接受了何种教养。当我还是个孩子的时候，我从来没有在电视上见过大人做了坏事还能侥幸逃脱惩罚。我心目中的英雄，如超人和独行侠，都是与坏人战斗的好人。这些英雄从不干卑鄙的勾当，也不偷东西。今天，电影中的英雄经常做坏事。孤独症儿童很难区分善与恶。我的体育道德不够好。通过具体的例子，我学会了公平竞争的原则。我们家不容许在比赛中作弊。我被教导说，通过作弊来赢得比赛是完全错误的，而向胜利者发出嘘声是不符合体育道德的。当我在生日聚会上偷了一辆玩具消防车时，我妈妈让我物归原主。

我在上小学的时候，不太理解主祷文，它太抽象了。如果我脑子里没有图片，我就无法思考。我们在教堂做的两件事对我意义重大。每年圣诞节，每个孩子都要带一个非常漂亮的玩具，作为圣诞礼物送给一个贫穷的孩子。在仪式上，牧师站在一个装满礼物的马槽前说："施与比接受更好。"这给我留下了深刻的印象。我也永远不会忘记四年级时跟随主日学校到当地监狱进行的实地考察。这是为了告诉我们如果你做了坏事，会有什么下场。监狱里最糟糕的事是午饭时他们用大水壶所盛的可怕的泔水。

文明社会的规则

当我上高中的时候，我把所有的社会规则分为四类。它们是：

1. 真正的恶行；
2. 礼貌规则；
3. 非法但不坏；
4. 系统的罪恶。

我今天仍然遵循这些规则，为了一个文明社会的存在，必须有规定禁止真正的恶行，例如杀人或伤人、盗窃和破坏他人财产。礼貌规则和礼仪是重要的，因为它们有助于人们相处。然而，有时候还需要一个允许打破规则的类别。一个非法但不坏的例子是让一个十几岁的孩子进入社区学院学习，尽管他还未达到入学年龄。为了证明违反这条规则的正当性，这名青少年必须表现良好，不捣乱。一定要让他记住，上社区学院学习是成年人的特权。系统的罪恶是特定于每个具体的社会的。在美国体系的一项罪行，在荷兰却不会有什么后果。毒品犯罪就是一个很好的例子。在美国，毒品犯罪的刑罚可能比谋杀的刑罚更重，这毫无逻辑可言。"罪"有非常严重的惩罚，这是不合逻辑的。当我上高中的时候，我认识到如果别人相信我永远不会犯下一项系统的罪恶，我即便做了更多非法但却不属于恶行的事情，仍然可以逃脱处罚。高中时代的罪恶是性、吸烟和吸毒。一些非法但不属于恶行的例子是夜不归宿，以及在没有工作人员在场的情况下在山上放风筝。

强调积极的教导

鉴于孤独症 / 阿斯佩格综合征患者的大脑往往有一种沉迷于消极事物的倾向，因此家长和教育工作者必须教导孤独症儿童积极的宗教价值观，引导他们过一种美好的生活，尊重他人，善待他人。家长和老师可以列举一些具体的孩子参与活动的例子，如小学生可以在社区帮忙捡垃圾；在节日期间，他们可以为养老院的老人制作卡片和装饰品。务必要让孩子们认识到，他们应该做一些让社区变得更美好的事情。高中生可以帮助辅导年幼的孩子阅读或帮助一位老太太粉刷房子。孤独症谱系上的很多人并不理解抽象的宗教概念。最好是通过一系列的实践活动来教他们如何成为好公民。通过许多例子，孤独症 / 阿斯佩格综合征患儿需要学习"黄金法则"。在现代英语中，它的表述是，你希望别人怎样对待你，你就怎样对待别人。这一原则在几大宗教中都适用。

对基督徒来说，一个好的教导工具可以是钥匙链和项链，上面写着"耶稣会怎么做？"的字。教导孩子如果耶稣生活在今天，他永远不会偷盗，他会有礼貌，他会善待动物，他会诚实，他永远不会取笑他人，他会帮助一位老太太提购物袋。当孩子做了好事，告诉他，你做了一件耶稣也会做的好事。在犹太教中，一个人如何生活是非常重要的，因此要教导孩子们行善以帮助社区的重要性。在穆斯林信仰中，向穷人施舍和帮助有需要的人是伊斯兰教的核心观念之一。让孩子们到施舍处帮忙，或者让他们用自己的钱给有需要的人买食物或衣服。

有些孤独症儿童很难理解金钱的用途。为了帮助他们体会钱的用途，他们需要用自己做家务挣来的钱为穷人购买物品。

我能想到的另一套旧式价值观类似于童子军守则、4-H 誓言，以及 20 世纪 50 年代儿童牛仔英雄罗伊·罗杰斯（Roy Rogers）的"生活准则"。罗杰斯的规则强调礼貌和善良。你应该向孩子们灌输，让他们知道杀害或伤害他人的行为是完全错误的。《十诫》（*Ten Commandments*）中最重要的两条规则是"不可杀人"和"不可偷盗"，这将有助于防止儿童卷入帮派斗争或其他犯罪活动。我很担心宗教痴迷，尤其是在高功能孤独症和阿斯佩格综合征患者中。最危险、最有害的一种痴迷是认为来自其他宗教的人是邪恶或不好的。历史上最可怕的战争都是人们以宗教的名义进行的。对孤独症患者来说，沉迷于电脑或体育比分比消极地沉迷于宗教要好得多。他们需要被教导成为一个好人，为他们的宗教而活。当我上高中的时候，我收到了一本来自一家牛槽公司的宣传册，上面写着："没有价格标签的想法。""人们会为宗教而争吵，为宗教而写作，为宗教而战斗，为宗教而死，但决不为宗教而活着。"我永远不会忘记这句话。